TEMA 1: INTRODUCCIÓN AL SOCORRISMO. EL SOCORRISTA

1. PRIMEROS AUXILIOS Y SOCORRISMO
2. RESPONSABILIDADES Y DERECHOS DEL SOCORRISTA
3. PERFIL DEL SOCORRISTA
   3.1. Estado orgánico.
   3.2. Aptitudes.
   3.3. Actitudes.
4. EQUIPAMIENTO DEL SOCORRISTA
   4.1. El Uniforme.,
   4.2. Elementos de Apoyo para la Prevención y Vigilancia.,
   4.3. Material de Salvamento y Socorrismo.
5. EL PUESTO DE SALVAMENTEO Y SOCORRISMO
6. ENFERMEDADES PROFESIONALES Y PREVENCIÓN DE RIESGOS LABORALES (PRL).
   6.1. Precauciones a adoptar para hacer frente a la acción nociva del sol.
   6.2. Control de riesgos en la intervención.
   6.3. Peligros microbiológicos y químicos en medios acuáticos.
7. ACCIDENTES EN MEDIO ACUÁTICO: IDENTIFICACIÓN, CONTROL Y ELIMINACIÓN DE RIESGOS
   7.1. Identificación de riesgos.
   7.2. Control de riesgos.
   7.3. Eliminación de riesgos.

8. LA COMUNICACIÓN APLICADA A SITUACIONES DE PREVENCIÓN
   8.1. Qué aspectos básicos tiene el socorrista que tener en cuenta a la hora de comunicarse con otros?
   8.2. Habilidades de comunicación para la prevención.
   8.3. Manejo de objeciones.
   8.4. Manejo de falta de seguimiento de instrucciones.

TEMA 2: SOCORRISMO: EVALUACIÓN INICIAL DEL PACIENTE.

1. NECESIDAD DE UN ESQUEMA DE ACTUACIÓN
2. PAUTAS DE ACTUACIÓN
3. CADENA DE SOCORRO O CADENA DE LA VIDA
4. CADENA DE SUPERVIVENCIA. "EL TIEMPO COMO ENEMIGO"
5. SIGNOS O CONSTANTES VITALES.
6. EVALUACIÓN INICIAL DEL PACIENTE. CONCEPTO.
7. DESARROLLO DE LA EVALUACIÓN INICIAL.
   7.1. Plan de Actuación en la Valoración Primaria.
      A. VALORAR EL NIVEL DE CONCIENCIA.
      B. ALINEAR EL CUERPO.
      C. ABRIR LAS VÍAS RESPIRATORIAS.
      D. COMPROBAR LA RESPIRACIÓN.

    1.5. Primeros auxilios.
2. CONGELACIONES
    2.1. Concepto.
    2.2. Clasificación.
    2.3. Primeros auxilios.

TEMA 6: TRAUMATISMO DEL APARATO LOCOMOTOR:

1. ESGUINCE.
    1.1. Concepto.
    1.2. Signos y síntomas.
    1.3. Actuación.
2. LUXACIÓN.
    2.1. Signos y síntomas.
    2.2. Actuación.
    2.2. Signos y síntomas.
3. FRACTURA.
    3.1. Concepto
    3.2. Clasificación.
    3.3. Signos y síntomas.
    3.4. Actuación.
4. TRAUMATISMOS DE LA COLUMNA VERTEBRAL.
    4.1. Mecanismos de producción.
    4.2. Signos y síntomas de lesión vertebral.
    4.3. Signos y síntomas de una lesión en la médula espinal.
    4.4. Actuación.
5. EL POLITRAUMATIZADO.
    5.1. Concepto.
    5.2. Actuación.

TEMA 7: OTRAS SITUACIONES DE URGENCIA.

1. LIPOTIMIA.
    1.1. Signos y síntomas.
    1.2. Actuación.
2. ATAQUE AL CORAZÓN.
    2.1. Signos y síntomas.
    2.2. Actuación.
3. CRISIS EPILÉPTICA.
    3.1. Signos y síntomas.
    3.2. Actuación.

TEMA 1: INTRODUCCIÓN AL SOCORRISMO. EL SOCORRISTA

1. PRIMEROS AUXILIOS Y SOCORRISMO

Resulta suficiente con ir al Diccionario de la Real Academia Española para hacernos una idea clara de quién puede ser considerado socorrista. En dicho texto encontrarnos que, el término se define corno aquella "persona especialmente adiestrada para prestar socorrismo en caso de accidente".

De acuerdo a la definición anterior se, deduce que no todo el mundo que en un momento dado presta ayuda (socorriendo o salvando a alguien) puede ser considerado socorrista. Ser catalogado como tal implica una preparación a la que te aproximamos a través de este manual.

El Socorrismo consiste en prestar los primeros cuidados, en el lugar de los hechos, a una persona que ha sufrido un accidente o enfermedad repentina, hasta que llegue la ayuda especializada. De estos primeros cuidados va a depender la evolución posterior del paciente.

El objetivo fundamental a la hora de prestar los primeros auxilios, es el de asegurar el mantenimiento de las constantes vitales y el de no agravar nunca el estado general de la víctima, de ahí que sólo tengamos que hacer aquello de lo que estamos completamente seguros.

Las premisas que debe recordar todo socorrista son:

- Tranquilidad, para lograr dominar la situación y evitar el pánico.

- Hacer una composición de lugar, para determinar la realidad del accidente y sus posibles consecuencias.

- Mover al herido con gran precaución y sólo si es absolutamente necesario.

- Evitar actuaciones intempestivas, fuera de sitio o de lugar por el mero hecho de llamar la atención.

2. RESPONSABILIDADES Y DERECHOS DEL SOCORRISTA

Al ocupar un puesto de Salvamento y socorrismo, el: socorrista adquiere un compromiso y una responsabilidad que tiene que, asumir y también unos derechos que, le son innegables.

▣ Responsabilidades:

El socorrista tiene la obligación de emplear, durante la permanencia en su actividad, los conocimientos de prevención y vigilancia y si es necesario, los de primeros auxilios y salvamento acuático. Tiene en definitiva la responsabilidad de preservar la seguridad en materia de accidentes, poniendo los medios a su alcance para prevenirlos y actuar si estos ocurren.

▣ Derechos:

Ocupar un puesto de salvamento es algo que el socorrista hace a través de un acuerdo con otra entidad (pública o privada). Este acuerdo debe tener lugar en el ámbito formal incluso aunque la actividad sea voluntaria. En, este sentido, el socorrista debe gozar de los derechos que su condición de trabajador o su condición de voluntario le otorgan por ley.

El Estatuto de los Trabajadores, la Ley del voluntariado o los convenios colectivos de sectores como el de piscinas e instalaciones acuáticas, son documentos que detallan estos derechos, tan importantes como las responsabilidades. Algunos de los que merecen especial consideración son los referidos a la jornada de actividad y horarios, seguros y cobertura sanitaria, retribuciones (si las hubiera), etc.

3. PERFIL DEL SOCORRISTA

A la hora de reflexionar sobre cuál es el perfil ideal del socorrista existen unas condiciones a tener en cuenta, como es su estado físico, las aptitudes y las actitudes de la persona que desarrolla tal tarea.

3.1. Estado orgánico

La persona encargada de vigilar un entorno en el que se pueden producir accidentes y actuar en caso de que estos tengan lugar, debe ser una persona que este sana y en forma.

Con relación a su estado de salud, el socorrista ha de contar con una condición orgánica (estadio de salud) que le permita trabajar eficazmente.

A diferencia de otros, trabajos, las características del Salvamento y Socorrismo no dan cabida a personas con discapacidades físicas, psíquicas o sensoriales que si pueden desempeñar de forma idónea otras tareas.

El socorrista, además de no padecer enfermedades infecto-contagiosas que puedan poner en peligro la salud de terceros, ni otras enfermedades que le impidan mantener un nivel adecuado de rendimiento físico, técnico o psicológico. Ha de contar con un estado sensorial y perceptivo aceptable (agudeza visual y auditiva, control propioceptivo, etc.),

3.2. Aptitudes:

Otro aspecto muy importante es el de las aptitudes o capacidades para responder con un determinado nivel en una determinada tarea. En salvamento y socorrismo se hace necesaria responder con aptitud en tres áreas fundamentales: física, técnica y psicológica. Estas aptitudes son potencialmente mejorables y por ello se convierten en el principal campo de trabajo en la formación a socorristas.

A. Aptitudes físicas.

La diversidad de situaciones de intervención que se le pueden presentar a un socorrista, hacen necesario que esté preparado para responder con diferentes tipos de aptitudes físicas. Todas ellas deben ser exigibles a un nivel razonable. Es decir, ser capaz de responder físicamente como lo haría cualquier persona con un buen nivel de forma para esa aptitud. P. ej: tener buen nivel en resistencia y fuerza.

Aptitudes físicas:

Velocidad. Hay situaciones en las que la rapidez de actuación puede modificar significativamente las consecuencias de un accidente. *P.ej. Aproximación a nado, hasta un niño con la cabeza bajo el agua por habérsete colocado el flotador en los tobillos.*

Resistencia. Diversas intervenciones requieren altas dosis de resistencia física por parte del socorrista. *P.ej. Realización de una R.C.P. durante un tiempo prolongado o remolcar un accidentado a larga distancia.*

Fuerza: Pueden ser necesarias actuaciones que requieran importantes dosis de fuerza por parte del socorrista. *P.ej. Inmovilizaciones, transponte del accidentado, extracciones; etc.*

Coordinación: Hay accidentes en los que, se requiere una respuesta psicomotriz compleja. Tanto la motricidad gruesa como la fina son indispensables en gran número de intervenciones. *P.ej: Remolcar un accidentado con daños posibles en la columna, hacer una respiración artificial, etc.*

B. Aptitudes técnicas.

Las labores de prevención y vigilancia, así corno las de salvamento y socorrismo, se realizan bajo unos criterios de actuación planificados que, requieren unos conocimientos. Estos conocimientos, obtenibles en gran medida a nivel teórico y otros a través del aprendizaje práctico han de ser traducibles en habilidades y procedimientos a emplear de la forma precisa y en el momento adecuado.

El abanico, de aptitudes técnicas puede abrirse desde algo tan concreto como, hacer una compresión cardiaca hasta un procedimiento para, por ejemplo, evacuar una zona de baño ante una emergencia.

C. Aptitudes psicológicas.

El socorrista trabaja en un entorno, con unas personas y realizando unas, tareas que, hacen preciso que cuente con unas aptitudes psicológicas que le ayuden tanto a preservar su bienestar personal en el puesto de trabajo como a, realizar este mejor.

1. Tolerancia al estrés.

Determinadas características del lugar de, trabajo y por supuesto determinados sucesos, hacen del salvamento y socorrismo una tarea en ocasiones, altamente estresante, El autocontrol y la, capacidad de adaptación a dichas situaciones, son necesarios para que estas no nos sobrepasen.

2. Capacidad para tomar decisiones.

Colocar en una lista los problemas, situaciones e incidentes con que se puede encontrar un socorrista, sería una tarea inútil dada su gran diversidad. Igualmente inútil es estar únicamente preparado para aplicar los conocimientos y procedimientos incluidos en un manual o curso.

Es necesario contar con flexibilidad mental que permita:
analizar situaciones-problema novedosas, valorar las alternativas de afrontamiento, existentes (en base, a los conocimientos adquiridos, la capacidad para combinar técnicas, etc.), elegir la solución que, a priori parece más adecuada y llevarla a cabo vigilando la posibilidad de rectificarla, corregirla, etc.

3. Habilidades sociales.

Dado el protagonismo que concedemos a la prevención y la conveniencia del trato directo con las personas usuarias de la zona de baño, el socorrista debe contar con habilidades que faciliten el trato adecuado con estas personas y que ayuden a alcanzar sus objetivos de prevención, resolución de conflictos, etc.

3.3. Actitudes.

Tanto las tareas de Salvamento y Socorrismo que se realizan en un momento dado como, las personas que las llevan a cabo, son entes únicos:

irrepetibles. Cada persona actúa en un momento dado con una motivación determinada que, les lleva a adoptar una actitud concreta, En este punto queremos destacar una serie de actitudes, entendiendo por estas, una disposición para actuar, que, pueden resultar altamente beneficiosas a nivel personal y profesional si el socorrista las adopta.

A. Coherencia y objetividad.

Ser capaces, a la hora de desarrollar labores de prevención o intervención, de valorar los elementos relevantes de la situación, no, contaminarnos de otros aspectos a los que no merece la pena prestar atención y aceptar un estilo lógico y consistente en nuestra actuación.
P.ej.: Ante una persona en estado de embriaguez, siempre es recomendable desaconsejarle el baño, independientemente de que sea buen nadador o no.

B. Flexibilidad

La subjetividad de algunas situaciones o la generalidad con que, se enuncian normas de actuación ante estas, hace necesario por parte del socorrista adaptar dicha actuación en función de los aspectos que considere relevantes. *P. ej.: Ante la norma prohibido jugar a la pelota en el recinto de piscina, el socorrista podría volverse algo más permisivo en determinadas situaciones como un día de escasa afluencia debido a condiciones meteorológicas adversas, en el que dos muchachos quieran jugar en el agua con una pelota de goma blanda.*

Una actitud flexible no tiene porqué entrar en conflicto con una actitud coherente, y objetiva. Por el contrario, la flexibilidad en una situación es consecuencia de un análisis coherente y objetivo de una situación que, con unos criterios adecuados nos hace variar o adaptar las, "normas" cuando estas se vuelven excesivamente rígidas o poco útiles.

C. Disponibilidad y cercanía.

Estas son actitudes que como profesionales que trabajamos con y para personas, nos van a facilitar nuestra labor, empleándolas en grados razonables. Lo ideal es ofrecer confianza, al usuario para que pueda solicitar nuestra ayuda sin dudarlo, sin que esta confianza se convierta en un nivel de relación que pueda poner en peligro el rol que desempeñamos y el respeto que este merece.

D. Humanidad.

Bajo este término queremos subrayar la necesidad que puede tener una persona al ser ayudado, de recibir dicha ayuda por personas que se comporten como algo más que aplicadores de técnicas. Es decir, corno personas que al socorrer a alguien, se hacen cargo del mayor o menor sufrimiento, disgusto o nerviosismo, con que se puedan encontrar, sin que ello signifique contagiarse de estas emociones.

E. Desarrollo.

Por desarrollo, se hace, referencia a actitud que el socorrista adopta al querer aprender más de su profesión, ser mejor en su desempeño y evolucionar a medida que esta disciplina también lo hace. Formas objetivas de percibir una actitud de desarrollo son algunas como: la preparación continua física" técnica y/o psicológica, la adquisición de nuevos conocimientos, *P. ej. Material bibliográfico, cursos de especialización, etc.* Y/o la **actualización** de estos *(asociacionismo, participación, en seminarios, congresos. etc.)*.

4. EQUIPAMIENTO DEL SOCORRISTA

El entorno en el que el socorrista desempeña su labor y las características de esta, hacen necesario que vaya equipado con:

- El uniforme
- Elementos que faciliten las tareas de prevención y vigilancia
- Material de salvamento y socorrismo

4.1. El Uniforme.

La vestimenta del socorrista ha de ser tal que facilite su tarea y le permita ser identificado rápidamente. Este uniforme debe consistir básicamente en:

Bañador.

Que permita nadar con comodidad y se seque con rapidez. En este sentido conviene evitar los bañadores tipo bermudas, demasiado amplios o largos. Puede resultar más adecuado contar con un bañador tipo "competición".

Pantalón corto.

Permite, igualar la uniformidad entre socorristas femeninas y masculinos. Es conveniente que sea de secado rápido, identificativos de la condición de socorrista y con bolsillos de seguridad.

Camiseta.

Es un elemento imprescindible, especialmente para ser identificados fácilmente. En este sentido conviene que lleven algún logotipo o letrero que identifique la condición de socorrista así como un color llamativo (evitando colores oscuros), fácilmente visible.

⬚ Chanclas.

Es el calzado más adecuado para trabajar en un entorno acuático. Conviene que tengan suela antideslizante y correa de fijación alrededor del tobillo, que evite que al correr se salgan.

4.2. Elementos de Apoyo para la Prevención y Vigilancia.

El socorrista se debe ayudar de elementos que le faciliten las tareas prevéntivas y de vigilancia:

⬚ Silbato.

Que le ayude a avisar tanto, a los bañistas, como a sus propios compañeros. Conviene establecer sistemas de pitido distintos a modo de código que permitan diferenciar una llamada de atención a bañístas (*P.ej. Pitidos cortos y repetidos*), de una petición de ayuda a un compañero ante una situación, de emergencia (*P. ej. Un pitido largo*).

⬚ Walkie-Talkie.

Permite establecer la comunicación de forma inmediata con personas relevantes que no están próximas a la zona de baño. *P. ej. El médico en el puesto de primeros auxilios, el responsable de la instalación o zona de baño, la persona responsable del teléfono para solicitar, por ejemplo, un servicio de emergencias, etc.*

⬚ Gafas de sol.

Te permiten proteger la visión de la acción del sol.
No deberíamos escatimar en tener unas gafas de sol con unas lentes de calidad, que filtren los, rayos ultravioletas al cien por cien y protejan realmente nuestra vista.

⬚ Gorra con visera.

Ayuda, a protegernos de los rayos del sol y evita que el sol incida directamente sobre nuestra cabeza. Hay que procurar que sea de colores claros.

⬚ Crema protectora solar.

Protege nuestra piel de la acción nociva que sobre ella ejerce el sol, al exponernos prolongadamente. En los últimos años hay un aumento significativo de las enfermedades de piel, provocadas por el sol, algunas tan serias como el cáncer.

4.3. Material de Salvamento y Socorrismo.

Además del uniforme y los elementos que ayudan a el socorrista a prevenir y vigilar mejor, es recomendable que durante su trabajo, lleve consigo unos materiales que le van a ayudar a, prevenir riesgos personales en caso de que tenga que socorrer o salvar a alguien:

Brazo de rescate.

Es un material de salvamento ligero y cómodo (además de muy útil) con el que el socorrista puede "cargar" durante largos periodos y garantizar un salvamento más seguro y eficaz.

Mascarilla de reanimación.

Consiste en un elemento de barrera adaptable a la boca del accidentado que permite que realicemos la reanimación boca a boca sin que los labios entren en contacto directo. Así prevenimos posibles contagios de patologías transmisibles por esta vía.

Guantes de látex.

Constituyen también elementos de barrera que evitan el contacto directo de nuestras manos con zonas heridas o fluidos de la persona accidentada.

Una buena manera que tiene el socorrista de llevar en todo momento consigo la mascarilla de reanimación y los guantes es portándolos en una riñonera.

Toda la equipación citada es conveniente que sea portada por todos los socorristas en todo momento. Independientemente de que se encuentren en un puesto de salvamento o patrullando. En este último caso si el entorno de vigilancia fuera natural (playa, lago, etc.), al equipamiento del socorrista habría que añadir el de unas aletas.

5. EL PUESTO DE SALVAMENTEO Y SOCORRISMO

Teniendo, en cuenta el tiempo prolongado durante el cual el socorrista va a estar ejerciendo labores de prevención y vigilancia, y la necesidad de tener a mano diverso material de salvamento y socorrismo, conviene contar con un lugar exclusivo donde ubicar tanto al socorrista como al material: El puesto de salvamento.

El mejor lugar para ubicar un puesto, de salvamento es aquel en el que el socorrista puede permanecer y a la vez vigilar la zona de baño con eficacia. Así podernos denominar también al puesto de salvamento, puesto de vigilancia.

El puesto de salvamento requiere contar con una serie de elementos que ayuden al socorrista a realizar su labor y complementen a su equipamiento personal.

Silla.

Dado que vigilar de pie no mejora la calidad de la vigilancia y sin embargo si puede aumentar el nivel de fatiga, la silla es un elemento con el que debe contar el socorrista. Esta no deber ser ni tan cómoda que fomentase la relajación, ni tan incómoda que no permita permanecer más de unos minutos sentado.

Si la, altura, desde la que vigilar la zona de baño fuese una variable relevante, se puede emplear sillas elevadas.

Sombrilla.

En entornos naturales es imprescindible protegerse del sol con sombrillas de tejidos adecuados así corno de dimensiones amplias que, permitan realizar verdaderamente su función.

Nevera portátil.

Conviene que en el punto de salvamento haya una nevera portátil (tipo picnic), que permita al socorrista la ingesta frecuente de líquidos (agua, zumos, etc.) y rehidratación, que a su vez, le ayude a retardar el estado de fatiga.

Prismáticos.

Si el socorrista ha de vigilar zonas de baño muy amplias, es fundamental que el puesto cuente con prismáticos que le ayuden a discriminar situaciones ambiguas.

Material de salvamento.

En el puesto de salvamento deben existir una serie de materiales que nos apoyen al realizar diferentes tipos de salvamento. Más adelante se explicará cómo y cuándo utilizar los siguientes materiales con que debe contar el puesto:

- Brazo de rescate/ Boya torpedo

- Pértiga de apoyo/ Aro salvavidas

@ Camilla de inmovilización acuática.

🔲 **Material de primeros auxilios.**

Si no existe puesto de primeros auxilios o botiquín, o este. Se encuentra a una distancia considerable de la zona de baño, resulta ideal que el puesto, de salvamento cuente con:

@ Un maletín o mochila de primeros auxilios. Este debe aportar productos como: antisépticos, apósitos y gasas, vendas y productos de primeros auxilios administrables sin necesidad de recta médica.

@ Un collarín de inmovilización cervical.

@ Un maletín de oxigenoterapia. El maletín debe incluir, además de la bombona de oxígeno y su mascarilla, con conector a la bombona, Cánulas de Guedel, un aspirador de secreciones.

6. ENFERMEDADES PROFESIONALES Y PREVENCIÓN DE RIESGOS LABORALES (PRL).

Al hablar de Prevención en Salvamento Acuático, hay que referirse a las acciones que se ponen en marcha para evitar la ocurrencia de accidentes o enfermedades profesionales en dicho medio acuático.

El trabajo del socorrista acuático está bajo la influencia de diversos factores de riesgo laboral que tanto el socorrista como la organización para la que trabaja, han de prever controlar.

Una serie de factores van a venir determinados por el lugar y las condiciones ambientales en las que el socorrista desarrolla sus tareas de vigilancia y prevención.
El segundo grupo de factores van a aparecer en algunas de las situaciones salvamento y primeros auxilios que el socorrista realiza. Uno de los mayores riesgos ambientales que enfrenta el socorrista es el originado por influencia del sol. La influencia nociva del astro ha aumentado dramáticamente últimos años.

El envejecimiento prematuro de la piel, las quemaduras de, 1° y 2° grado y las afecciones cutáneas, son consecuencias nocivas de la exposición inadecuada al sol. Por encima de los anteriores no, obstante, se sitúa un elemento de carácter letal en muchos casos: el cáncer de piel. En la década de los 90, los casos de cáncer de, piel en jóvenes socorristas acuáticos aumentaron significativamente hasta que se tomaron medidas como las que se detallan más adelante.

Estas medidas no fueron fáciles de instaurar, por otra parte. En la existencia de una cultura en la que ser socorrista equivalía a estar tan moreno como se pudiera y esto era además signo de belleza, se situaba de forma poco inteligente, la apariencia sobre la salud. En no pocos casos, los socorristas tuvieron que abandonar su trabajo además de preservar su piel del sol el resto de su vida.

Otro elemento sobre el cual el ejerce una, acción nociva es en los ojos. La luminosidad intensa y los reflejos de los rayos ultravioleta pueden, provocar daños en la córnea, degeneración de la mácula y contribuir al desarrollo posterior de cataratas.

6.1. Precauciones a adoptar para hacer frente a la acción nociva del sol son sencillas y poco costosas.

A. Aplicarse crema protectora solar.

- Los médicos recomiendan que para el tipo de labor que realiza el socorrista, el factor de protección sea al menos de 30.

- La crema debe ser aplicada entre 20 y 30 minutos antes de la exposición al sol y es recomendable que tenga una composición que la haga resistente al agua.

- Es conveniente renovar la aplicación de crema al cabo de dos horas e incluso antes si se ha sudado considerablemente o se ha permanecido en el agua un tiempo prolongado.

- Es importante insistir en la aplicación sobre zonas como nariz, orejas labios y hombros.

- Todo lo anterior debe realizarse incluso en días nubosos, ya que los rayos ultravioletas continúan ejerciendo su influencia.

B. Mantenerse bajo zonas de sombra

El Socorrista ha de procurar desarrollar sus labores de vigilancia protegido por elementos naturales o artificiales que proporcionen sombra. Aunque, en muchas ocasiones, no coincida que el lugar naturalmente sombreado (*P.ej. bajo un árbol*) sea además el mejor lugar para fijar el puesto de vigilancia. Cuando esto ocurre, hay que dar prioridad a la ubicación del puesto y situará él un elemento de sombra artificial (*P.ej. una sombrilla*).

C. Proteger con prendas adecuadas zonas sensibles a la exposición solar.

Es recomendable que el socorrista se proteja con una, camiseta de tejidos naturales (*p.ej. algodón*) y colores claros que sirva como barrera entre rayos del sol y la piel en zonas de tanto riesgo como los hombros y la espalda. Esta prenda además, va a constituir junto al traje de baño, su uniforme identificativo.

De igual manera, es recomendable que si el socorrista va a estar más de 15 minutos al sol, se proteja la cabeza con un gorro o gorra de las mismas características que la camiseta.

D. Emplear gafas de sol.

El uso de las gafas de sol es otro elemento en el que la calidad debe predominar frente a la estética. Las gafas de sol deben ser utilizadas, especialmente en zonas donde elementos como el agua, la arena u otras superficies claras, reflejan los rayos del sol. Las gafas utilizadas deben asegurar una protección absoluta de los rayos ultravioletas así como una reducción significativa de la luminosidad. También es conveniente que cuenten con un diseño que abarque una superficie suficiente del contorno ocular y evite el deslumbramiento. Finalmente es recomendable que su forma facilite la visión periférica durante las labores de vigilancia.

6.2. Control de riesgos en la intervención.

Las tareas de Salvamento y Socorrismo, no están exentas riesgos en determinadas circunstancias. El socorrista debe tener en cuenta el protocolo de actuación que sitúa la autoprotección en primer lugar y abordar sus intervenciones teniendo en cuenta esta idea.

Las precauciones a adoptar al realizar intervenciones de salvamento son:

@ Asegurarse que en cada fase de actuación (entrada al agua aproximación, etc.) se controlan los elementos de riesgo de la zona en la que se actúa (bordes, condiciones del agua, etc.).

@ Realizar el control y remolque de la persona haciendo uso del material de salvamento, ya que éste además de facilitar dichas tareas, constituye un elemento de seguridad para el socorrista ante intentos de agarre.

Cuando las tareas a realizar son de Primeros Auxilios es conveniente en todos los casos y especialmente si hay presencia de fluidos como sangre o saliva, utilizar elementos de barrera para evitar: la transmisión de enfermedades infecciosas como las hepatitis o el VIH. La solución está en emplear, guantes de látex al prestar la asistencia.

La seguridad, tanto del socorrista como de la víctima, es de principal importancia durante un intento de reanimación. Ha habido pocos incidentes de rescatadores que hayan sufrido efectos adversos por haber realizado RCP, únicamente informes aislados de infecciones como la tuberculosis y síndrome de Severe Acute Respirartory Distress Syndrome (SARS), es decir, síndrome respiratorio agudo severo. Nunca se ha informado de la transmisión del VIH durante la RCP. Sin embargo los estudios de laboratorio han mostrado que ciertos filtros o métodos barrera con válvulas unidireccionales, previenen la transmisión bacteriana oral de la víctima al rescatador durante la ventilación boca a boca.

Si hay que realizar un soporte ventilatorio boca a boca o boca a nariz, se emplearán mascarillas que impidan el intercambio accidental de fluidos.

6.3. Peligros microbiológicos y químicos en medios acuáticos.

Hay que tener especialmente cuidado en piscinas cubiertas donde no existe una buena transpiración (cubiertas plásticas), aquí las temperaturas y las humedades son altas, estos dos factores pueden provocar la proliferación de microorganismos que pueden ocasionar otras alteraciones en la piel como hongos o herpes. En piscinas abiertas, el sol, gracias a su radiación, actúa como fungicida. El socorrista debe ir convenientemente calzado para evitar el contacto, con estos microorganismos.

Por último, aunque no debería ser función suya hay ocasiones en las que el socorrista se ve obligado a manipular recipientes que contienen sustancias químicas y corrosivas: empleadas para la depuración del agua en instalaciones acuáticas (*P.ej.:hipoclorito sódico "cloro", ácido clorhídrico, alguicidas, etc.*). En estos casos el socorrista debe protegerse por medio de:

- Guantes gruesos de trabajo, que impermeabilicen y soporten el contacto del líquido con el tejido.

- Gafas, que impidan el contacto del líquido con los ojos en caso de salpicadura.

- Prendas que ejerzan la misma función de barrera (*P.ej.: ropas viejas*).

- Máscara que evite le inhalación de gases que pudieran desprenderse al verter las sustancias.

7. ACCIDENTES EN MEDIO ACUÁTICO: IDENTIFICACIÓN, CONTROL Y ELIMINACIÓN DE RIESGOS

Es muy difícil diferenciar causas concretas que originen accidentes en el medio acuático, pero en general se puede decir que se deben a:

- @ Acceso a la situación de riesgo.

- @ Ignorancia, desatención o infravaloración del riesgo.

- @ Ausencia de recursos de prevención e intervención (socorrista, señales, carteles informativos, etc.).

- @ Incapacidad para afrontar la dificultad surgida.

Hay que establecer un dispositivo de prevención eficaz en un entorno acuático concreto, pasa por un desarrollo adecuado, de los siguientes principios:

- @ Identificación de riesgos.

- @ Control de riesgos.

- @ Eliminación de riesgos.

7.1. Identificación de riesgos.

Establecer un reconocimiento de riesgos en el entorno acuático en que desempeñamos nuestra labor, es el primer paso para prevenirlos.

Siempre va a haber situaciones fortuitas que pueden originar accidentes sin que vayan acompañadas de un riesgo aparente previo. No obstante, destacan una serie de riesgos que aumentan la probabilidad de ocurrencia de accidentes. Estos están relacionados con:

- @ Eliminación de riesgos.

- @ Las características del entorno acuático.

- @ Las actividades que en él se desarrollan.

- @ El comportamiento de las personas que en él se encuentran.

Algunos riesgos son comunes a, los diferentes entornos acuáticos mientras que otros son específicos de un tipo de entorno (piscina, parque acuático, playa, etc.),

Riesgos comunes del Entorno Acuático:

Según la CONFIGURACIÓN.

Según la configuración del entorno acuático que pueden ser consideradas como riesgos: zonas profundas, resbaladizas, desniveles zonas de entrada y salida, puntos ciegos, zonas sin vigilancia, zonas sin información o carteles preventivos, condiciones climatológicas determinadas (*P. ej. olas de calor, tormentas, etc.*), condiciones del agua (temperatura, claridad etc.), volumen de afluencia de usuarios...

Según el LUGAR donde se dé.

En piscina, se consideran también elementos de riesgo las escaleras, peldaños y rampas las esquinas los trampolines, plataformas, toboganes, etc. Para las playas hay que atender como elementos de riesgo a bancos de arena, pozas y cambios bruscos de profundidad. También a las olas, corrientes, resaca y mareas, así como las zonas rocosas, de muros o de estructuras de soporte (*P. ej. embarcaderos*).

En cuanto a ACTIVIDADES propias.

Del entorno acuático que pueden ser consideradas de riesgo, son de destacar: Las zambullidas en zonas poco profundas o de fondo desconocido las apneas y el buceo, en aguas con poca claridad.

En piscina además, la práctica de juegos peligrosos, carreras, el empleo de material subacuático (*P.ej. aletas*), los juegos en plataformas de recreo, etc. Pueden considerar de riesgo.

Además de estos, en playa hay que atender a actividades lejos de la orilla y también a la realización de diferentes actividades en la misma zona simultáneamente (nadar, hacer windsurf, piragüismo, body-board, motos acuáticas, etc.).

Respecto a riesgos relacionados con el COMPORTAMIENTO el usuario:

Cabe destacar la exposición prolongada al sol seguida de actividad intensa o entrada rápida al agua, la ingesta de comidas copiosas, alcohol o estupefacientes, etc.

Respecto a los tipos de personas,

Pueden ser más propensos a situaciones de riesgo los niños pequeños o los ancianos, las personas con problemas de salud (problemas. cardíacos, respiratorios, epilépticos, etc.), los disminuidos físicos o psíquicos, las personas que infravaloran el riesgo o cuenta con un exceso de confianza.

7.2. Control de riesgos

Tiene corno objetivo disminuir la probabilidad de que ocurra un accidente.

Las medidas básicas a adoptar son:

- @ Establecer recomendaciones y normas de conducta.

- @ Establecer puestos de: vigilancia.

- @ Estas medidas van a actuar a través de la educación e información principalmente.

Estrategias de educación e información para el control de riesgos:

Se pueden diferenciar un amplio rango de estrategias para el control de riesgos en función de su accesibilidad al usuario, o el coste que estas implican. Las más recomendables son:

Señales y carteles Informativos:

- @ Deben colocarse en lugares visibles como pueden ser, por ejemplo las zonas de acceso. Han de ser sencillos y atractivos de manera que, leerlo no sea un esfuerzo tedioso para el usuario.

- @ Pueden referirse tanto a normas como a recomendaciones. En cualquier caso deben ser razonables, realistas y constructivas más que coercitivas.

Folletos y Material divulgativo.

Al igual que, los carteles, han de ser atractivos y sencillos materiales referidos a:

- @ Conocer situaciones de riesgo.

- @ Aconsejar sobre aspectos de seguridad en el entorno acuático.

- @ Aconsejar sobre cómo ayudarse y ayudar a otros con problemas en el entorno, acuático.

◻ Banderas.

Empleadas básicamente en playas:

- ◉ Verde: Baño permitido.

- ◉ Amarilla: Baño con precaución.

- ◉ Roja: Baño prohibido.

◻ Recomendaciones por sistema de megafonía

◻ Comunicación del socorrista con el usuario

◻ Divulgación en medios de comunicación

7.3. Eliminación de riesgos

Lo ideal es hacer desaparecer las condiciones que generan riesgo de accidente. No obstante, no siempre es posible y aun siéndolo, supone la creación de unas condiciones que pueden además de hacer desaparecer los riesgos, también el carácter lúdico y de disfrute, que el entorno acuático pudiera ofrecer.

Por la razón apuntada, la eliminación de riesgos debe hacerse sobre todo cuando el balance riesgo / disfrute, pesa significativamente, más sobre, el primero.

En este sentido se utilizan estrategias como:

- ◉ Retirada de peldaños de acceso a trampolines.

- ◉ Barandillas en zonas de entrada y salida de los peldaños.

- ◉ Empleo de boyas y corcheras para evitar el acceso de embarcaciones a zonas de nado.

- ◉ Empleo de vallas da acotamiento

Todo lo señalado anteriormente, permite ver que los aspectos relacionados con la prevención de accidentes debe ser objetivo principal de los planes de seguridad en el entorno acuático. Además, también se puede apreciar que la presencia del puesto de Socorrista Acuático es condición indispensable para el desarrollo adecuado de un plan de prevención.

8. LA COMUNICACIÓN APLICADA A SITUACIONES DE PREVENCIÓN

Son múltiples las situaciones profesionales en las que el socorrista va a tener que comunicarse con otros: para informar, solicitar, persuadir, convencer, gestionar conflictos, apoyar, consolar, etcétera.

Tan importante va a ser para el socorrista dominar el material de salvamento, como saber hacer un buen uso de la comunicación.

8.1. ¿Qué aspectos básicos tiene el socorrista que tener en cuenta a la hora de comunicarse con otros?

Hay una serie de aspectos que el socorrista ha de saber utilizar para que su comunicación sea más eficaz. Estos se refieren a su actitud, a qué quiere decir, qué dice y cómo lo dice.

Actitud asertiva

La actitud asertiva se refleja en una conducta en la que:

- Se expresan de forma directa los deseos y opiniones sin amenazar o "castigar" al interlocutor.

- Se respeta uno a si mismo (no se calla algo que le gustaría y puede decir) y se respetan los derechos del interlocutor.

- Se asume la responsabilidad de lo expresado.

Este estilo de comunicación, a diferencia del estilo tímido, apocado, inhibido o en el otro extremo, el estilo agresivo y avasallador, es un estilo que transmite tranquilidad, confianza y seguridad en lo que socorrista siente, piensa o considera que ha de hacer".

Comunicarse de forma asertiva no tiene siempre como resultado la ausencia de diferencias entre las dos partes; pero su objetivo, es la potenciación de las consecuencias favorables y la minimización de las desfavorables.

Qué quiere decir

Resulta fundamental que cuando el socorrista se comunica con alguien en un contexto profesional, lo haga con un fin. Esto que parece obvio implica algo muy importante: el socorrista se va a comunicar con otras personas en una interacción en ocasiones difícil. *P. ej. Trasladarse desde el puesto para llamar la atención a un grupo de jóvenes que están jugando con una pelota en la zona poco profunda de la piscina con riesgo de ocasionar algún percance a los demás usuarios; y obtener por respuesta que "no pasa nada, y les deje".*

Hay que dejar claro las normas y sus límites. Estas normas se deberán cumplir para seguridad de todos los usuarios. Los usuarios deberán tener una actitud cívica, no molestar y por supuesto no poner en riesgo la integridad física de los demás usuarios. *En el ejemplo anterior se les dejará claro a estos jóvenes que deben dejar ese tipo de juegos, y se persisten, se invitará a abandonar las instalaciones.*

Tener claro el objetivo de la comunicación es muy importante, pues esta puede desarrollarse por derroteros complejos.

Qué dice

Es importante considerar las características de la situación y el tipo de persona a la que el socorrista se dirige.

En este sentido y bajo las premisas de la actitud asertiva, el socorrista va a emplear palabras o frases que permitan que la otra persona entienda lo que el socorrista dice.

En este sentido, ser claro, evitar tecnicismos, considerar la edad de la persona, y explicar, si resulta conveniente, por qué se dice algo. Resultan habilidades que van a ayudar al socorrista a conseguir su objetivo.

Conviene que el socorrista atienda al estado emocional de la otra persona. Cuanto más irritada, exaltada, asustada, en definitiva, descontrolada emocionalmente esté, más breves y claros han de ser los mensajes que el socorrista da, volviendo sobre ellos y repitiéndolos hasta tener seguridad de que les ha llegado a la otra persona.

Cómo lo dice

Cuando nos comunicamos con la otra persona, damos significado a lo que nos dicen en función de cómo nos lo transmiten.
Los aspectos a considerar son:

- Elementos paralingüísticos que modulan el mensaje que damos.

- El volumen, el tono, velocidad, el empleo de muletillas, etc. Otorgan un significado u otro a lo que decimos.

- Junto a los anteriores, hay elementos no verbales que tienen el mismo efecto.

- El contacto ocular, la expresión facial, la distancia, la postura y los gestos de nuestras manos. (lenguaje no verbal).

El buen empleo de todos los factores anteriores se traduce en conseguir que estos sean coherentes con el objetivo que el socorrista busca y que dicho empleo aumente la probabilidad de conseguirlo.

8.2. Habilidades de comunicación para la prevención.

Las tareas de prevención en las que el socorrista va tener que hacer uso de la comunicación, son aquellas en las que informa sobre comportamientos que los usuarios deben realizar o comportamientos que deben abandonar y afronta las objeciones y críticas de los usuarios, con asertividad.
P. ej. Emplear gorro de baño si se tiene el pelo largo.
P. ej. No nadar con aletas en zonas comunes de baño.

En estos casos la actuación pasa por:

- establecer contacto con la persona (*P. ej. saludo*)

- informar del comportamiento a realizar.

- valorar si la persona comprende y acepta el mensaje.

- en caso que, resulte conveniente, explicar por qué es necesario atender las instrucciones que se le dan.

- agradecerles el seguimiento de las instrucciones.

8.3. Manejo de objeciones.

En numerosas ocasiones, los usuarios a los que el socorrista informa, plantean objeciones. Las directrices para manejarlas son:

- No perder de vista el objetivo por el que se les llama la atención. Situar en un segundo plano posibles formas erróneas por parte del usuario de plantearnos sus objeciones (*P. ej. con tono despectivo*). No hay que olvidar que hay personas que carecen de habilidades de comunicación o que cualquier recomendación la interpretan como una crítica destructiva.

- Escuchar activamente la objeción. La escucha activa implica en que transmitimos, con nuestra conducta verbal y no verbal, que, estamos atendiendo, en lo que nos dice.

- Hay que empatizar con lo que nos dice. La empatía significa que somos capaces de ponernos en el lugar de la persona y hacérselo ver aunque no compartamos ni estemos de acuerdo con lo que objeta.

@ Repetir nuestro mensaje (disco rayado), siempre que no encontremos razones para apartarnos de él.

8.4. Manejo de falta de seguimiento de instrucciones

En caso de que, la objeción se mantenga, el socorrista informará a la persona de los cursos de acción que se derivan de no hacer lo que, se le pide y dejaremos en sus manos, la elección.

Los cursos de acción, han de ser realizables, ya que en caso contrario el socorrista estaría manejándose con "faroles" que podrían restarle confianza en futuras actuaciones. *P. ej. En una piscina privada, unos niños juegan con recipientes de cristal y se nieguen a guardarlos tras hablar con ellos:*
El socorrista, considerando que los cursos de acción son realizables dice: "Vosotros decidís: Podéis guardarlos, y seguir jugando o podéis seguir con los frascos y yo pedir en el Control de entrega que os retengan los carnets hasta que informen a vuestros padres".

Con esta estrategia, evitando el tono de amenaza, se deja la elección bajo su Responsabilidad.

En estos casos es conveniente que el socorrista no olvide sus tareas, los límites de ésta y las implicaciones que puede tener el extralimitarse en su cumplimiento. También ha de tener presente, que es el responsable de la seguridad y la prevención de accidentes en el entorno acuático y ha de hacer todo lo que esté a su alcance legal, ético y razonable, para que estos no se produzcan.

TEMA 2: SOCORRISMO: EVALUACIÓN INICIAL DEL PACIENTE.

1. NECESIDAD DE UN ESQUEMA DE ACTUACIÓN

A la hora de prestar primeros auxilios es necesario seguir un esquema de actuación sencillo y fácil de recordar para el socorrista y basado en la aplicación de conductas y gestos previamente automatizados mediante un aprendizaje.

2. PAUTAS DE ACTUACIÓN

Las pautas de actuación incluye la llamada conducta P.A.S., es decir, las fases que debe asumir cualquier persona que va a intervenir en un accidente y que resumimos en tres:

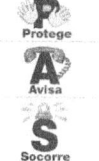

1º Proteger.
2º Alertar.
3º Socorrer.

- **Proteger el lugar de los hechos:** Cuando ocurre un accidente puede persistir el peligro que lo originó (fuego, electricidad, escape de gas, tráfico rodado, etc.), de ahí que haya que hacer seguro el lugar del accidente, debiendo cuidar nuestra propia seguridad y la de los accidentados. Recuerda que los héroes muertos nunca salvan vidas.

- **Alertar a los servicios de socorro:** Como Policía (091), Guardia Civil (062), Bomberos (080), 061, 112. La persona que da la alarma debe indicar siempre el lugar exacto del accidente, tipo de accidente, número de heridos y que estado presentan. Es necesario identificarse (las llamadas anónimas no inspiran confianza) y colgar siempre en último lugar.

- **Socorrer a las víctimas**: Hay que atender a todas las personas que lo necesiten. Actuar rápidamente pero manteniendo siempre la calma. Atender primero al herido más grave. Ser precavido en el manejo del paciente. Es necesario seguir un orden de prioridades a la hora de prestar primeros auxilios.

P. ej:

El conductor que detiene su coche para socorrer a un accidentado debe señalizar correctamente el lugar de los hechos utilizando los medios existentes en el mercado con el fin de proteger su integridad física, la de las personas a las que vaya a prestar ayuda y la de los conductores que en ese momento estén circulando.

Valorar el posible peligro y hasta dónde podemos ayudar debe ser un criterio que tengamos en cuenta siempre.

3. CADENA DE SOCORRO O CADENA DE LA VIDA

Primer eslabón

Cualquier persona que se encuentre con el accidente dará la alarma; al mismo tiempo, deberá tomar las medidas necesarias para que no se produzcan nuevos accidentes y observar el estado de las víctimas.

Segundo eslabón

Una vez que los Servicios de Socorro han llegado al lugar del incidente, los integrantes de la dotación realizarán una valoración y control de la situación, despejando la zona de curiosos no cooperantes, eliminando riesgos y estableciendo las prioridades de actuación sanitaria. Después de conocer las lesiones de las víctimas procederán a actuar de acuerdo a cada una. A continuación se procederá al traslado hacia el centro de evacuación correspondiente y si ello es necesario.

Tercer eslabón:

Cuando los heridos han llegado al centro de evacuación, el servicio de urgencia realizará el tratamiento adecuado, estabilizándolos, y prestando la asistencia definitiva.

Cuarto eslabón:

Los pacientes realizarán una recuperación física en cuanto a las lesiones que padezcan y psíquica en cuanto a problemas derivados del accidente.

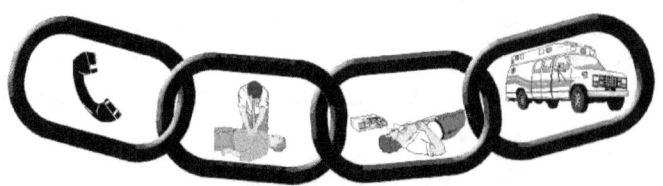

Recuerda que como socorrista eres el primer eslabón de la denominada "cadena de socorro o cadena de la vida", en donde la realización conjunta de toda las acciones incluidas en el soporte vital, efectuadas en el orden correcto y con la máxima rapidez, pueden salvar una vida.

4. CADENA DE SUPERVIVENCIA. "El Tiempo Como Enemigo"

La cadena de supervivencia es la suma de la secuencia de acontecimientos que deben tener lugar para evitar o tratar un episodio de parada cardíaca súbita o muerte súbita cardíaca (PCS/MSC). Esta secuencia es:

Consulta médica o reconocimiento médico.

Acuda al médico si presenta uno o más factores de riesgo.

La seguridad, tanto del socorrista como de la víctima, es de principal importancia durante un intento de reanimación. Ha habido pocos incidentes de rescatadores que hayan sufrido efectos adversos por haber realizado RCP, únicamente informes aislados de infecciones como la tuberculosis y síndrome de distress respiratorio agudo severo (SARS).

La cadena de supervivencia es la suma de la secuencia de acontecimientos que deben tener lugar para evitar o tratar un episodio de PCS/MSC. Esta secuencia es:

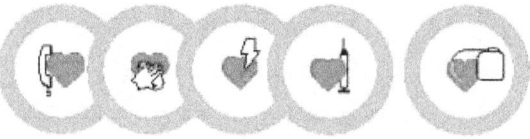

Aviso rápido a los servicios de emergencias

En primer lugar, Vd. u otros testigos deben reconocer la emergencia. Debe conocer los signos de alarma de un ataque cardíaco, una parada cardiaca, un ictus o un ahogamiento. Toda persona que no responde debe recibir asistencia urgente. Tan pronto como reconozca una urgencia, avise al número de emergencia.

Reanimación Cardiopulmonar (RCP) básica

La RCP es el eslabón fundamental que ocupa el tiempo entre el primer eslabón (llamada a los servicios de emergencia) y el tercero (utilización de desfibriladores externos). Cuanto antes se administre la RCP a una persona en parada cardiaca o respiratoria, mayores serán sus posibilidades de supervivencia. La RCP mantiene la sangre oxigenada circulando hasta que la desfibrinación u otra asistencia avanzada permitan restablecer la acción normal del corazón.

Desfibrilación precoz

La única forma de tratar eficazmente la parada cardíaca súbita o muerte súbita cardíaca (PCS/MSC) es mediante un choque eléctrico administrado con un desfibrilador. El voltaje almacenado por el desfibrilador impulsa una corriente eléctrica a través del corazón por medio de los electrodos o palas situados en el tórax. Este breve impulso de corriente detiene la actividad caótica del corazón, dándole oportunidad de comenzar a latir de nuevo con un ritmo normal. La administración de un choque que restablece un ritmo cardíaco normal se denomina desfibrilación.

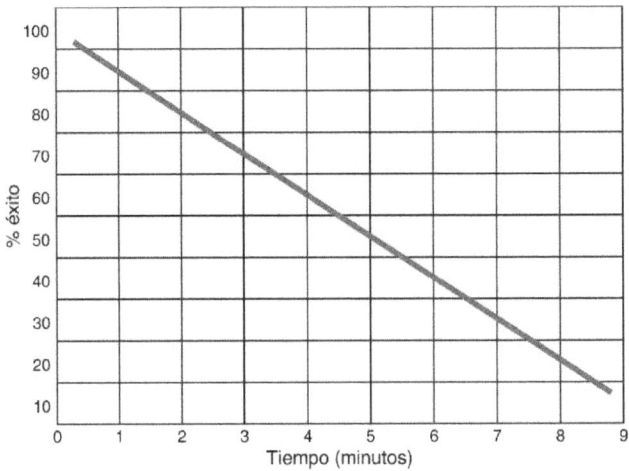

Cuanto antes se practique la desfibrilación mayor será la posibilidad de supervivencia de la víctima. Por cada minuto que pasa una persona en parada cardíaca disminuye hasta en un 10% las posibilidades de sobrevivir.

Acceso a soporte vital avanzado

Este eslabón lo proporciona el personal sumamente entrenado del servicio de urgencias. Este personal proporciona soporte vital básico y desfibrilación además de asistencia más avanzada. Administra fármacos cardíacos e introduce tubos endotraqueales para la respiración. Estas acciones avanzadas ayudan al corazón en Fibrilación Ventricular a responder a la desfibrilación.

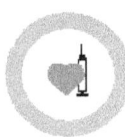

5. SIGNOS O CONSTANTES VITALES.

Los signos vitales son frecuentemente tomadas por profesionales de salud para así valorar las funciones corporales más básicas.

Hay cuatro signos vitales que están estandarizados en la mayoría de establecimientos médicos:

1. Temperatura corporal.

2. Pulso (o frecuencia cardíaca).

3. Tensión arterial.

4. Frecuencia respiratoria.

Algunas fuentes también consideran la reacción de la pupila a la luz como un signo vital.

El equipo necesario para encontrar los signos vitales lo componen un termómetro, un esfigmomanómetro, y un reloj.

Aunque el pulso frecuentemente puede ser tomado a mano, se puede requerir un estetoscopio para un paciente con un pulso débil.

Variaciones con la edad

Los niños e infantes tienen frecuencias cardiacas y respiratorias que son más rápidas que los adultos como se muestra en la siguiente tabla:

Edad	Frecuencia Cardiaca Normal (latidos por minuto)	Frecuencia Respiratoria Normal (respiraciones por minuto)
Neonato	110-160	30-50
0-5 meses	90-190	25-45
6-12 meses	80-140	20-60
1-3 años	80-130	20-70
3-5 años	80-120	20-30
6-10 años	70-110	15-30
11-14 años	60-105	12-20
15+ años	60-100	12-19

6. EVALUACIÓN INICIAL DEL PACIENTE. CONCEPTO.

Se ha de efectuar in situ.

Se trata de un proceso continuo que hay que realizar periódicamente a fin de conocer la evolución de la persona a la que atendemos.

Consiste en realizar una valoración global del estado de la víctima, al objeto de:

@ Determinar el alcance de sus lesiones.

@ Establecer las prioridades de actuación.

@ Adoptar las medidas necesarias en cada caso.

@ Asegurar el correcto traslado de la víctima a un centro sanitario.

7. DESARROLLO DE LA EVALUACIÓN INICIAL.

El esquema de actuación se inicia siempre con la denominada "VALORACIÓN PRIMARIA" que consiste en explorar las constantes vitales del paciente con el único fin de detectar su presencia, sin entretenernos en cuantificar. Con ello trataremos de identificar aquellas situaciones que pueden suponer una amenaza inmediata para la vida del accidentado.

7.1. Plan de Actuación en la Valoración Primaria.

A. VALORAR EL NIVEL DE CONCIENCIA.

Observar al individuo a medida que nos acercamos a él, con el fin de descubrir algún gesto o movimiento.

Arrodillarse a la altura de su tronco, apoyar nuestras manos sobre sus hombros, sacudirlo ligeramente y a la vez preguntaremos hablándole en voz alta y clara ¿está usted bien, me oye, qué le ha ocurrido?.

INTERPRETACIÓN:

Pensar en la seguridad propia, de la víctima y de cualquier otra persona presente.

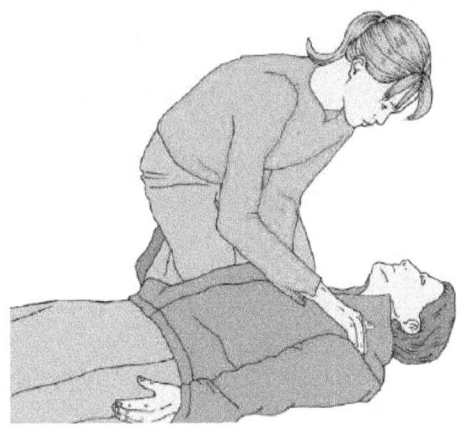
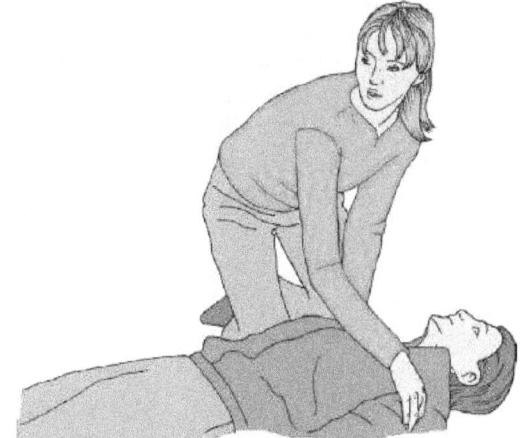

Comprobar si la víctima responde　　　　　*Gritar pidiendo ayuda*

@ Agitar sus hombros suavemente y preguntar en voz alta: ¿Te encuentras bien? Comprobar si la víctima responde.

@ Si responde dejarlo en la posición en la que lo encontramos con precaución de que no haya más peligro.

@ Tratar de averiguar qué le pasa y conseguir ayuda si es necesario.

@ Revalorarlo regularmente.

@ Extensión de la cabeza y elevación del mentón.

@ Si no responde, gritar pidiendo ayuda.

¿La víctima responde?
(Habla, grita, se mueve)

En caso contrario:

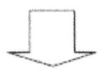

SÍ

¿La víctima responde?
(Habla, grita, se mueve)

NO

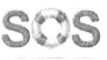

Pedir ayuda
Interrogar sobre lo ocurrido
Buscar signos de hemorragia y
shop.
Realizar una valoración
secundaria

Pedir ayuda
Colocar a la víctima boca arriba, con los brazos
estirados a lo largo del cuerpo

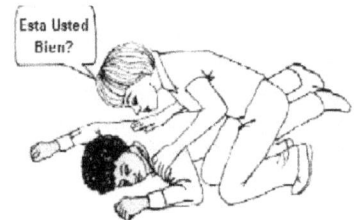

"AL SOCORRISTA SOLO HARÁ UN DIAGNOSTICO
PROVISIONAL, ESTE SERA CONFIRMADO O
MODIFICADO TAN PRONTO COMO SE HAGA
CARGO UN MEDICO. SI HUBIERA ALGUNA DUDA
CON RESPECTO AL DIAGNOSTICO, EL LESIONADO
SERA TRATADO COMO SI SUFRIERA LAS MÁS
GRAVES LESIONES"

B. ALINEAR CUERPO

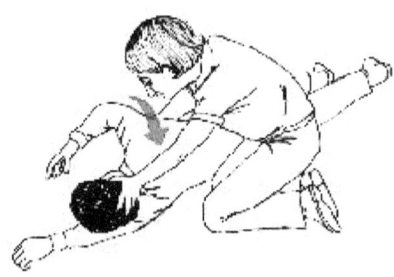

Forma adecuada para Voltear un Lesionado

Si fuere necesario abrir o remover la ropa del lesionado a efecto de exponer su cuerpo para una mejor evaluación, ésta deberá, en algunos casos, ser cortada o abierta por las costuras, teniendo cuidado al hacerlo, en caso contrario puede ocasionar mayores daños.

Al prestar primeros auxilios es importante valorar el funcionamiento del organismo y detectar las alteraciones que son frecuentes en caso de accidentes; para ello es necesario controlar la RESPIRACIÓN y el PULSO. El control de la respiración y el pulso, además de ser necesario para determinar los cambios que se presenten como consecuencia del accidente, orientan al personal de salud para iniciar el tratamiento definitivo.

C. ABRIR LAS VÍAS RESPIRATORIAS

1. Respiración: *(primer signo o constante vital).*

Es el intercambio gaseoso entre el organismo y la atmósfera. En la respiración además de los órganos del aparato respiratorio, intervienen la contracción de los músculos del tórax y los movimientos de las costillas. Por eso en caso de lesiones a este nivel, es indispensable el control de este signo vital.

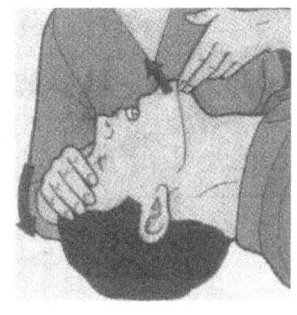

Necesario para que llegue aire a los pulmones. Recuerda que en una víctima inconsciente la lengua puede caer hacia atrás, cerrar la entrada de la tráquea e impedir que el aire pueda entrar y salir.

Para conseguir esa apertura de la vía aérea se recomienda la denominada "maniobra frente-mentón", que consiste en empujar hacia arriba el mentón o barbilla con dos dedos de una mano (índice y medio), mientras que la otra se aplica con firmeza sobre la frente, empujándola hacia atrás.

Afloja cualquier prenda que dificulte la respiración o circulación sanguínea de la víctima.

Maniobra frente-mentón:

- Poner a la víctima sobre su espalda y abrir la vía aérea mediante la extensión de la cabeza y elevación del mentón

- Pon tu mano sobre su frente y cuidadosamente inclina su cabeza hacia atrás manteniendo tu pulgar e índice libres para cerrar su nariz si fuera necesaria una respiración de rescate.

- Con las yemas de los dedos bajo el reborde del mentón de la víctima, eleva este para abrir la vía aérea

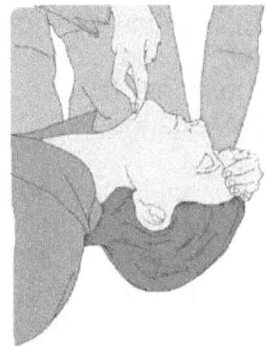

Extensión de la cabeza y elevación del mentón en detalle.

2. <u>Comprobar cuerpos extraños en la boca.</u>

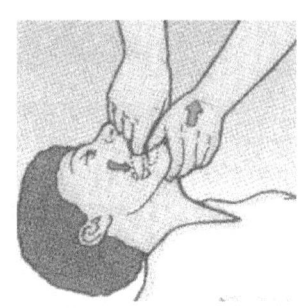

Si el paciente presenta cuerpos extraños sólidos (dientes, caramelos...), se extraerán con el dedo índice adoptando la forma de "gancho". Si el paciente presenta materiales líquidos o semilíquidos (sangre, vómito...), deben extraerse con los dedos envueltos en un pañuelo o similar.

3. <u>Cánula orofaríngea o tubo de Guedel.</u>

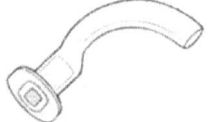

El uso de la cánula orofaringea o tubo de Guedel, está indicado, dado que por su forma y su rigidez mantendrá la lengua adosada al piso de la boca lo que va a impedir su caída y posterior obstrucción de la vía aérea.

La vía aérea orofaríngea o cánula de Guedel es un tubo de plástico curvo, con una pestaña reforzada en el extremo oral, de forma aplanada para asegurar que encaje perfectamente entre la lengua y el paladar duro.

Elección de la cánula:

Se dispone de tamaños adecuados para adultos pequeños y de gran tamaño. Una estimación del tamaño requerido de la cánula se obtiene seleccionando una cánula con una longitud obtenida midiendo la distancia entre la comisura de los labios y el lóbulo de la oreja.

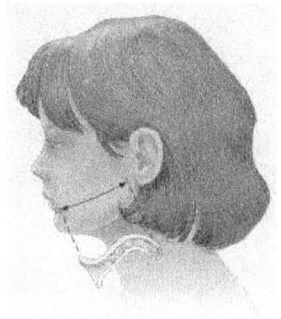 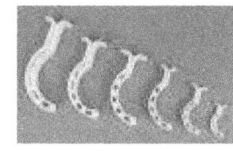 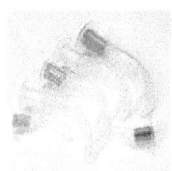

Intente la inserción sólo en pacientes inconscientes: si los reflejos glosofaríngeo y laríngeo están presentes se puede producir vómito o laringoespasmo.

Técnica de inserción de la cánula orofaríngea:

- Abra la boca del paciente y asegúrese de que no hay material extraño que pueda ser empujado hacia la laringe (si existe alguno, utilice aspiración para extraerlo).

- Inserte la cánula en la cavidad oral en posición invertida hasta la unión entre el paladar duro y blando y entonces gírela 180º. Avance la cánula hasta que esté colocada en la faringe. Esta técnica de rotación minimiza la probabilidad de empujar la lengua hacia atrás y hacia abajo.

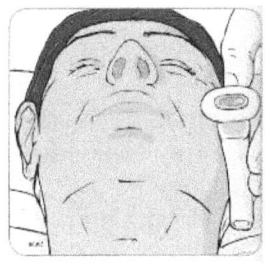 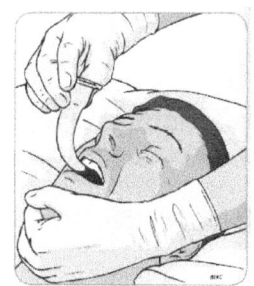 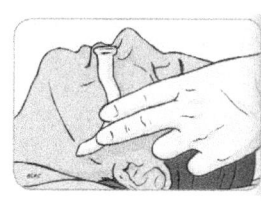

Si el paciente tiene náuseas o lucha, retire la cánula. La correcta colocación viene indicada por una mejoría de la permeabilidad de la vía aérea y por el posicionamiento de la sección reforzada, aplanada, entre los dientes del paciente.

Después de su inserción, mantenga la maniobra frente-mentón o tracción mandibular y compruebe la permeabilidad de la vía aérea utilizando la técnica ver-oír-sentir. Normalmente es posible la aspiración a través de una vía aérea orofaríngea utilizando una sonda de aspiración flexible de calibre fino.

D. COMPROBAR LA RESPIRACIÓN.

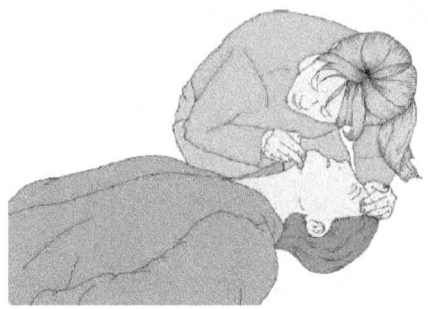

Manteniendo la vía aérea abierta, mirar, oír y sentir
si hay una respiración normal

Mirar, oír y sentir durante no más de 10 segundos para determinar si la víctima está respirando normalmente

En los primeros minutos de una parada cardiaca, la víctima puede estar respirando insuficientemente o dando ruidosas bocanadas poco frecuentes. No confundir esto con la respiración normal. Si tienes alguna duda de si la respiración es normal, actúa como si no fuera normal.

Una vez abierta y limpia la vía aérea, debemos comprobar durante unos 10 segundos si el paciente respira o no.

Para ello debemos:
- Ver: si se mueve el tórax y el abdomen de la víctima.
- Oír: oír en la boca de la víctima si hay sonidos respiratorios.
- Sentir la respiración: el aire de la víctima en nuestra mejilla.

Acercando nuestro oído a la boca y nariz de la víctima, debemos ver si se mueve el tórax y el abdomen de la víctima, debemos oír el ruido de la respiración y sentir el aire de la víctima en nuestra mejilla.

INTERPRETACIÓN:

¿La víctima respira?

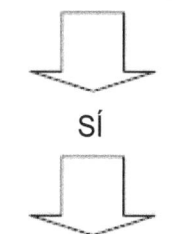

SÍ

- Colocar al paciente en Posición Lateral de Seguridad
- Vigilar constantes vitales
- Activar el servicio de emergencias médicas

1. <u>Reconocimiento de la parada cardiorrespiratoria.</u>

La palpación del pulso carotideo es un método inexacto de confirmar la presencia o ausencia de circulación. Sin embargo, no hay evidencia de que valorar movimientos, respiraciones o tos ("signos de circulación") sea diagnósticamente superior. Esto puede deberse a que la vía aérea no está abierta o porque la víctima está haciendo bocanadas ocasionales (agónicas). Cuando a los testigos presenciales les preguntan telefónicamente los coordinadores de las ambulancias si la respiración está presente, ellos interpretan erróneamente las bocanadas agónicas como respiración normal. Esta información errónea puede ocasionar que el testigo presencial no proporcione RCP a una víctima de una parada cardíaca. Las bocanadas agónicas están presentes en más del 40% de las víctimas de paradas cardíacas. Los testigos presenciales describen las bocanadas agónicas como respiración insuficiente, difícil o laboriosa, ruidosa o suspirosa. Los testigos presenciales deben ser enseñados a empezar RCP si la víctima está inconsciente (no responde) y no está respirando normalmente.

2. <u>Posición lateral de seguridad.</u>

La Posición Lateral de Seguridad pretende reducir al mínimo el movimiento de la víctima, mantiene la cabeza, cuello y tronco en línea recta y permite la salida de los fluidos de su boca, con lo que evitamos el riesgo de broncoaspiración. La realizaremos del siguiente modo: nos situaremos a un costado de la víctima, aproximadamente a la altura de su abdomen. El brazo del paciente más próximo a nosotros lo extenderemos hacia arriba; la pierna contraria la flexionaremos; con una mano tiraremos de su hombro y con la otra de su rodilla, hacia nosotros, con suavidad, hasta dejarlo de costado. Apoyar la cabeza sobre su brazo, con la boca abierta y en una postura tal que los posibles fluidos existentes en la boca salgan de ella por acción de la gravedad.

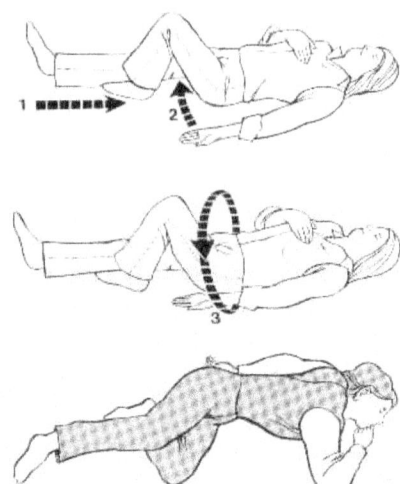

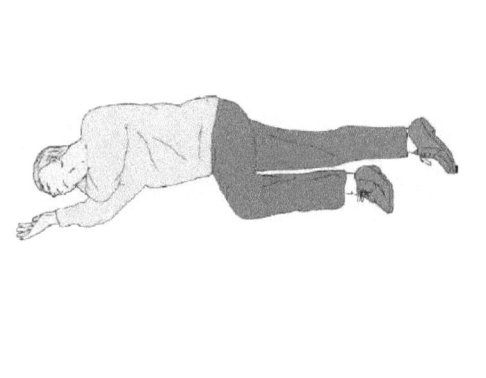

Posición de recuperación. (P.L.S)   *Posición de recuperación. (P.L.S)*

En caso contrario:

¿La víctima respira?

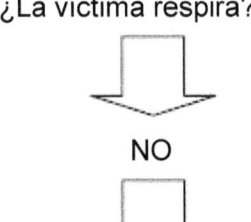

NO

Activar al servicio de emergencias médicas
Iniciar la ventilación artificial
(R.C.P.)

3. Reanimación Cardiopulmonar básica en adultos (RCP en adultos)

Soporte vital básico de adultos

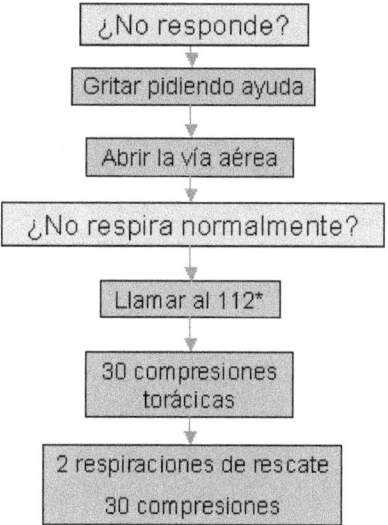

*o al número de emergencias nacional

Algoritmo de soporte vital básico de adultos

Envía a alguien por ayuda o, si estás solo, deja a la víctima y alerta al servicio de emergencias; vuelve e inicia las compresiones torácicas como sigue:

- @ Arrodíllate al lado de la víctima

- @ Pon el talón de una mano en el centro del tórax de la víctima

- @ Pon el talón de la otra mano encima de la primera

- @ Entrelaza los dedos de tus manos y asegúrate de que la presión no es aplicada sobre las costillas de la víctima. No apliques la presión sobre la parte superior del abdomen o el extremo inferior del esternón.

- @ Posiciónate verticalmente encima del tórax de la víctima y, con tus brazos rectos, presiona sobre el esternón hundiéndolo 4-5 cm.

- @ Tras cada compresión deja de hacer presión sobre el tórax sin perder el contacto entre tus manos y el esternón; repítelo con una frecuencia de cerca de 100 por minuto (un poco menos de 2 compresiones por segundo).

- @ La compresión y la descompresión deben durar igual cantidad de tiempo.

45

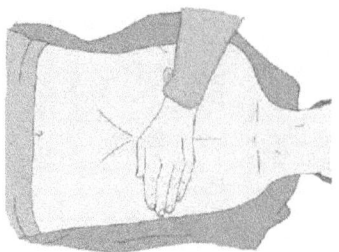

Pon el talón de una mano el centro del tórax de la víctima

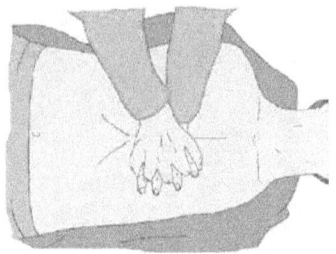

Pon el talón de la otra mano encima de la primera mano

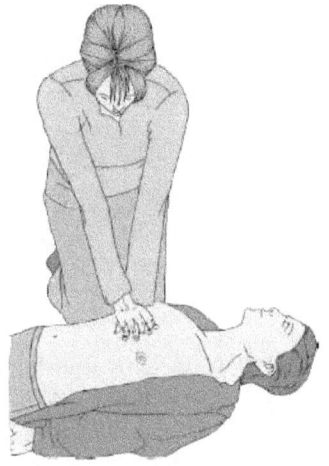

Entrelaza los dedos de tus manos y asegúrate de que la presión no es aplicada sobre las costillas de la víctima

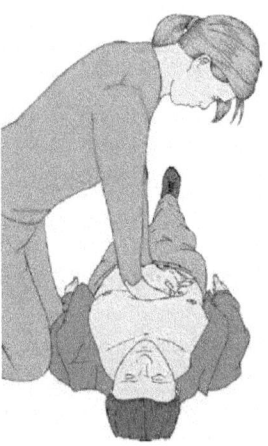

Posiciónate verticalmente encima del tórax de la víctima y, con tus brazos rectos, presiona sobre el esternón hundiéndolo 4-5 cm

Combinar las compresiones torácicas con respiraciones de rescate.

- @ Tras 30 compresiones abre la vía aérea otra vez mediante la extensión de la cabeza y elevación del mentón.

- @ Pinza la parte blanda de la nariz cerrándola con los dedos pulgar e índice de la mano que está sobre la frente.

- @ Permite que se abra la boca pero manteniendo la elevación del mentón.

- @ Haz una respiración normal y pon tus labios alrededor de su boca, asegurándote de hacer un buen sellado.

- @ Sopla de manera constante dentro de la boca mientras observas la elevación del tórax, durante aproximadamente 1 segúndo como en una respiración normal; esta es una respiración de rescate efectiva.

- @ Manteniendo la cabeza extendida y la elevación del mentón, retira tu boca de la de la víctima y observa el descenso del tórax mientras va saliendo el aire.

- @ Haz otra respiración normal y sopla dentro de la boca de la víctima otra vez, para alcanzar un total de dos respiraciones de rescate efectivas. Entonces vuelve a poner tus manos sin dilación en la posición correcta sobre el esternón y da 30 compresiones torácicas más.

- @ Continúa con compresiones torácicas y respiraciones de rescate con una relación de 30:2. Únicamente si la víctima comienza a respirar normalmente, debes parar para revalorarla; de otro modo, no interrumpas la reanimación.

Si la respiración de rescate inicial no hace que el tórax se eleve como en una respiración normal, entonces antes del próximo intento:

- @ Revisa la boca de la víctima y quita cualquier obstrucción.

- @ Comprueba que es adecuada la extensión de la cabeza y la elevación del mentón.

- @ No intentes más de dos respiraciones de cada vez antes de volver a las compresiones torácicas.

Si hay presentes más de un socorrista, el otro debería llevar a cabo la RCP cada 1-2 minutos para prevenir la fatiga. Asegurarse de que se produce el retraso mínimo durante el intercambio de socorrista.

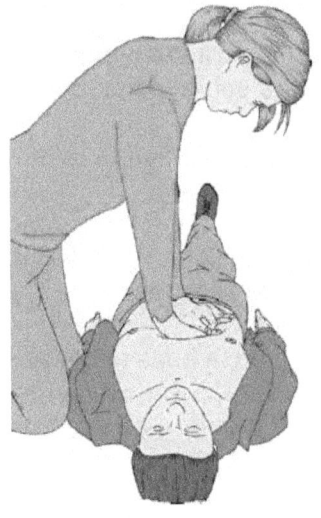

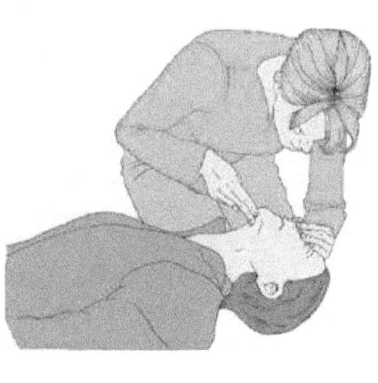

Tras 30 compresiones abre la vía aérea otra vez mediante la extensión de la cabeza y elevación del mentón.

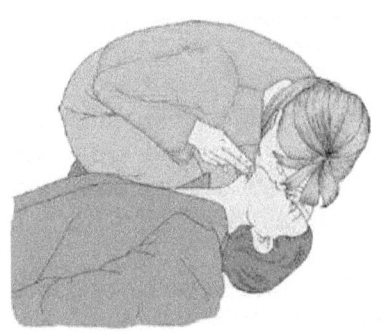

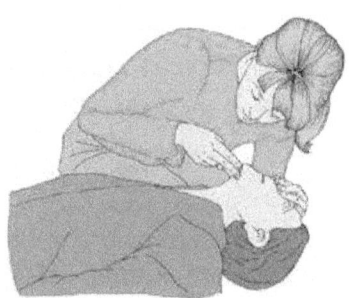

Sopla de manera constante dentro de la boca mientras observas la elevación del tórax.

Retira tu boca de la víctima y observa el descenso del tórax mientras va saliendo el aire

La RCP sólo con compresiones torácicas puede ser utilizada de la siguiente manera:

- si no eres capaz o no deseas dar respiraciones de rescate, da únicamente compresiones torácicas.

- si solo se dan compresiones torácicas, estas deben ser continuas, a una frecuencia de 100 por minuto.

- para revalorar a la víctima sólo si empieza a respirar normalmente; de otro modo no interrumpas la reanimación.

Continúa la reanimación hasta que:

- llegue ayuda cualificada y se haga cargo.

- la víctima empiece a respirar normalmente.

- tú estés agotado.

Respiraciones de rescate iniciales

Durante los primeros minutos tras una parada cardiaca no asfíctica el contenido sanguíneo de oxígeno permanece alto. Por tanto, la ventilación es inicialmente menos importante que la compresión torácica. Por lo que se recomienda que en la RCP de adultos debería comenzarse con compresiones torácicas en vez de la ventilación inicial.

Ventilación

La recomendación actual para los rescatadores es, por tanto, dar cada respiración de rescate durante cerca de un segundo con el suficiente volumen como para hacer que se eleve el tórax de la víctima pero evitando las respiraciones rápidas o forzadas. Esta recomendación se aplica a todas las formas de ventilación durante la RCP, tanto en el boca a boca como con bolsa-mascarilla con o sin oxígeno suplementario.

La ventilación boca a nariz es una alternativa efectiva a la ventilación boca a boca. Puede tenerse en cuenta si la boca de la víctima está seriamente dañada o no puede abrirse, el rescatador está asistiendo a la víctima en el agua o es difícil de conseguir un sellado boca a boca. No hay evidencia publicada sobre la seguridad, eficacia o viabilidad de la ventilación boca-traqueostomía, pero puede usarse en una víctima con tubo de traqueostomía o estoma traqueal que necesita respiración de rescate.

La ventilación con bolsa-mascarilla requiere mucha práctica y habilidad. El rescatador solitario tiene que ser capaz de abrir la vía aérea con tracción mandibular mientras simultáneamente fija la mascarilla sobre la cara de la víctima. Es una técnica que sólo es apropiada para rescatadores que trabajan en áreas altamente especializadas.

Compresión torácica

Las compresiones torácicas producen flujo sanguíneo tanto por incrementar la presión intratorácica como por compresión directa del corazón. Las compresiones torácicas generan una pequeña pero crítica cantidad de flujo sanguíneo en el cerebro y el miocardio y aumentan la posibilidad de que la desfibrilación tenga éxito. Esto es especialmente importante si el primer choque es administrado más de 5 minutos después del colapso.

Relación compresión-ventilación

Una relación de 30 compresiones con 2 ventilaciones se recomienda para el rescatador único intentando la reanimación de un adulto o niño fuera del hospital. Esto debería disminuir el número de interrupciones en la compresión, reducir la posibilidad de hiperventilación, simplificar las instrucciones para la enseñanza y mejorar la retención de habilidades.

4.   Reanimación Cardiopulmonar Básica en Pediatría (RCP pediátrica)

La reanimación cardiopulmonar básica es el conjunto de maniobras que permiten identificar si un niño está en situación de parada cardiorrespiratoria y realizar una sustitución de las funciones respiratoria y circulatoria, sin ningún equipamiento específico, hasta que la víctima pueda recibir un tratamiento más cualificado.

La reanimación cardiopulmonar básica consta de una serie pasos o maniobras que deben realizarse de forma secuencial: conseguir la seguridad del socorrista y del niño; comprobar la inconsciencia; pedir ayuda y colocar a la víctima; abrir la vía aérea; comprobar la respiración; ventilar; comprobar signos de circulación y/o pulso arterial central; masaje cardíaco; activar el sistema de emergencias, y comprobación de la eficacia de la reanimación. Los cambios más importantes en las nuevas recomendaciones son la relación masaje cardíaco: ventilación y el algoritmo de desobstrucción.

A la población general se le enseñará una relación de 30 masajes: 2 ventilaciones en lactantes, niños y adultos. El personal sanitario utilizará en el lactante y niño una relación masaje: ventilación de 15:2 ventilaciones, independientemente de que sean 1 o 2 socorristas. Cuando sólo hay un socorrista éste puede utilizar una relación 30:2 para evitar la fatiga. En el algoritmo de desobstrucción de la vía aérea cuando el niño pierde la consciencia se actuará como si estuvieran en parada cardiorrespiratoria realizando masaje cardíaco (que servirá como maniobra de desobstrucción) y ventilación, comprobando cada 2 min. la boca para ver si existe cuerpo extraño, la respiración y la presencia de signos vitales. Las maniobras de reanimación cardiopulmonar básica son fáciles de aprender y cualquier persona puede realizarlas con un entrenamiento adecuado. Por tanto, la reanimación cardiopulmonar básica debe ser enseñada a todos los ciudadanos.

4.1. Concepto

La reanimación cardiopulmonar (RCP) básica es el conjunto de maniobras que permiten identificar si un niño está en situación de parada cardiorrespiratoria (PCR) y realizar una sustitución de las funciones respiratoria y circulatoria, sin ningún equipamiento específico, hasta que la víctima pueda recibir un tratamiento más cualificado.

La RCP básica hay que iniciarla lo antes posible. Su objetivo fundamental es conseguir la oxigenación de emergencia para la protección del cerebro y otros órganos vitales.

Las maniobras de RCP básica son fáciles de aprender y cualquier persona puede realizarlas con un entrenamiento adecuado. Todos los ciudadanos deberían conocer y entrenarse en estas maniobras.

La RCP básica instrumentalizada es aquella en la que se utilizan dispositivos de barrera o en la que se realiza ventilación con bolsa autoinflable y mascarilla facial. Es un tipo de RCP que debería ser conocida por grupos específicos de población general. La desfibrilación semiautomática (DESA), de la que se hablará más adelante, debe incorporarse en la formación de la RCP básica a la población general.

4.2. Pasos de la reanimación cardiopulmonar básica

La RCP básica consta de una serie pasos o maniobras que deben realizarse de forma secuencial 1-5 Es imprescindible recordar bien el orden de los pasos de la RCP ya que el error en la secuencia puede llevar al fracaso de la reanimación. No se debe pasar de un paso a otro sin estar seguros de que la maniobra anterior esté correctamente realizada. La RCP debe realizarse de forma rápida pero sin apresurarse, para asegurar que cada una de las maniobras sea efectiva.

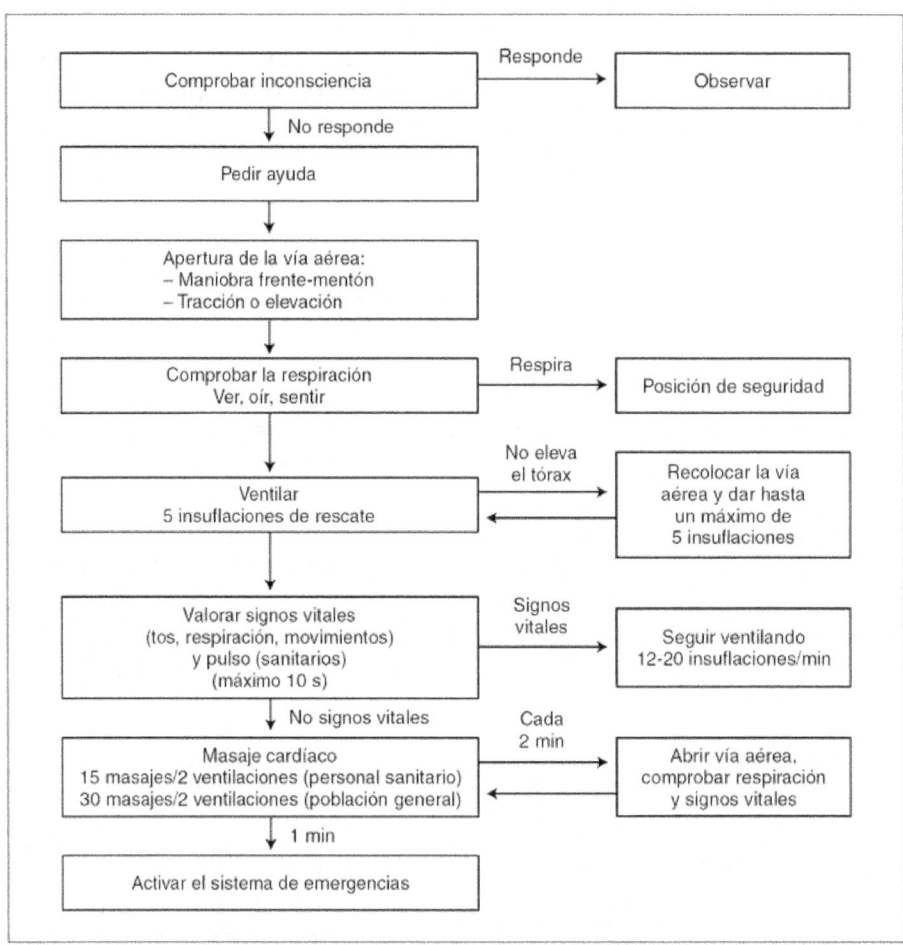

Algoritmo de RCP básica en lactantes y niños

1. Conseguir la seguridad del socorrista y del niño.

Es esencial la seguridad del socorrista y la víctima, pero sólo se debe movilizar al niño si se encuentra en un lugar peligroso (para el accidentado y/o el socorrista) o si su situación o posición no son adecuadas en caso de precisar RCP.

2. Comprobar la inconsciencia.

Se comprobará la respuesta del niño ante estímulos como hablarle en voz alta (por su nombre en niños que puedan responder), y/o dándole pellizcos y palmadas en el tórax o el abdomen. A los niños en que se sospeche una lesión de la columna cervical se les debe estimular con cuidado y siempre protegiendo el cuello.

Si el niño responde al hablarle o estimularle:

- Se le dejará en la posición en que se encuentre, siempre que no corra peligro.

- Se comprobará su situación clínica y se pedirá ayuda si es preciso.

- Se controlará su situación de forma periódica.

Si el niño no responde:

- Se continuará con los siguientes pasos de la RCP básica.

3. Pedir ayuda y colocar a la víctima.

- Se solicitará ayuda a las personas del entorno, gritando: ¡AYUDA!

- Se debe movilizar al niño siempre que su posición inicial impida o dificulte las maniobras de reanimación, colocándole sobre una superficie dura y plana, en decúbito supino y con la cabeza, cuello, tronco y extremidades alineados. Si existe sospecha de lesión a nivel cervical (accidentes de tráfico, caídas desde cierta altura, etc.) la movilización se deberá hacer protegiendo la columna cervical y si es posible por al menos 2 socorristas.

- Las maniobras de RCP se deben comenzar inmediatamente sin perder tiempo pues, en ocasiones, en los lactantes y niños lo único que se precisa son maniobras de reanimación respiratorias, de modo que, si se actúa con rapidez, se puede evitar la progresión a parada cardiaca.

Dependiendo del número de socorrista que se encuentren presentes:

- **Si hay un solo socorrista** éste realizará las maniobras de RCP básica durante 1 min. antes de separarse del niño para solicitar ayuda al Sistema de Emergencias Médicas.

- **Si hay 2 socorristas**, uno de ellos iniciará la RCP mientras el otro activará el Sistema de Emergencias Médicas, volviendo cuanto antes a colaborar en la RCP. Es muy importante recordar que el servicio telefónico, es gratuito y accesible desde cualquier teléfono, fijo o móvil.

4. Abrir la vía aérea

Un niño inconsciente suele ser incapaz de mantener permeable la vía aérea. Por ello, la medida inicial debe ser la apertura de la vía aérea con las siguientes maniobras:

Maniobra frente-mentón

Es la maniobra de elección en todos los niños, excepto en los que se sospeche traumatismo Cervical.

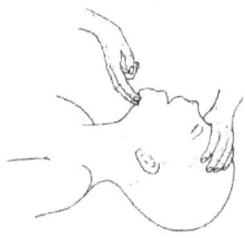

Maniobra frente-mentón.

@ Se colocará una mano abierta sobre la frente sujetándola firmemente y manteniendo el cuello en posición neutra en lactantes y en extensión ligera-moderada en niños. El occipucio prominente del lactante predispone a una ligera flexión del cuello cuando se coloca el niño en una superficie plana, por lo que se debe asegurar que se mantenga en posición neutra. En el niño, los dedos pulgar e índice deben quedar disponibles para pinzar la nariz cuando se vaya a realizar la ventilación.

@ Se levantará el mentón, colocando la punta de los dedos de la otra mano debajo del mismo. Durante esta maniobra se debe poner especial cuidado en evitar cerrar la boca o comprimir los tejidos blandos debajo del mentón, ya que esta acción puede obstruir la vía aérea, sobre todo en lactantes. También se puede elevar el mentón realizando una pinza con los dedos índice y pulgar y traccionando el mentón hacia arriba.

Maniobras en niños con riesgo de lesión cervical

En las situaciones de riesgo de lesión cervical, especialmente en el caso de traumatismos, el socorrista deberá evitar los movimientos de la columna cervical durante la maniobra de apertura de la vía aérea y el resto de la RCP. Por tanto, no se realizará la maniobra frente-mentón con extensión del cuello.

En estos casos, la apertura de la vía aérea se puede realizar con dos maniobras:

@ Elevación o subluxación mandibular:

el socorrista se colocará a la cabecera del niño y colocando sus manos en el ángulo de la mandíbula, la levantará y desplazará hacia delante. Esta maniobra es útil pero exige la presencia de varios socorristas ya que la persona colocada a la cabecera del paciente no puede hacer otras maniobras como la ventilación.

Elevación o subluxación mandibular.

@ Tracción mandibular:

se colocará una mano en la frente igual que en la maniobra frente-mentón pero evitando la extensión de la misma. Se introducirá el dedo pulgar de la otra mano en la boca colocándolo detrás de los incisivos centrales mientras que los dedos índice y medio sujetan el mentón, y a continuación se traccionará de la mandíbula hacia arriba. Hay que tener en cuenta que cuando se vaya a hacer la ventilación es necesario sacar el dedo pulgar de la boca, manteniendo la elevación de la mandíbula con los otros dedos.

Si con estas maniobras no se consigue una apertura de la vía aérea y ventilación adecuadas se realizará maniobra frente-mentón pero con la menor extensión posible de la cabeza, ya que el mantenimiento de la vía aérea tiene prioridad sobre el riesgo de daño cervical. Una vez abierta la vía aérea se debe comprobar si existe algún objeto visible en boca y extraerlo siempre que sea factible.

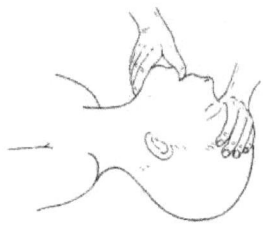

Tracción de la mandíbula.

5. Comprobar la respiración

El socorrista, mientras mantiene la apertura de la vía aérea, aproximará el oído y la mejilla a la boca del niño para:
Ver si hay movimientos torácicos y/o abdominales. Oír si hay ruidos respiratorios. Sentir el aire exhalado en la mejilla. Para decidir si no existe respiración espontánea se debe ver, sentir y oír como máximo durante 10 s.

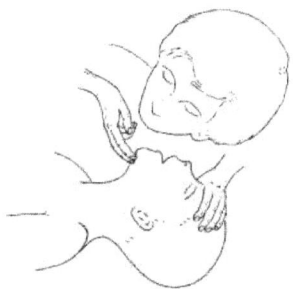

Comprobar que respira manteniendo la apertura de la vía aérea.

Si el niño respira: Se le debe colocar en posición lateral de seguridad, salvo que se trate de un accidente en el que se sospeche traumatismo cervical. El socorrista se arrodillará junto al paciente y efectuará las siguientes maniobras:

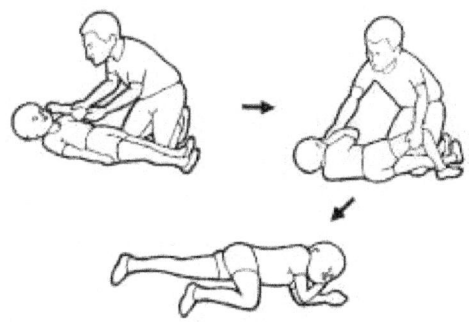

Posición de seguridad.

@ Colocar el brazo del niño más próximo al socorrista en ángulo recto al cuerpo con el codo girado hacia la cabeza y la palma de la mano mirando hacia arriba.

@ Colocar el otro brazo del niño cruzando el tórax, hasta que la palma de la mano toque la mejilla opuesta.

@ Sujetar y doblar la pierna más lejana del niño por debajo de la rodilla con la otra mano y girarla hacia el socorrista unos 90°.

@ Girar al niño hasta dejarlo en una posición casi lateral. La postura debe ser estable y para ello puede necesitarse colocar una almohada en la espalda y asegurar que la cadera y rodillas dobladas quedan en ángulo recto. La postura debe permitir que la vía aérea continúe abierta y que se pueda comprobar periódicamente la respiración, así como girar fácilmente al niño para colocarle boca arriba en caso de necesidad.

Cada 2 min. deberá asegurarse la permeabilidad de la vía aérea, así como de la perfusión del brazo que queda en posición inferior.

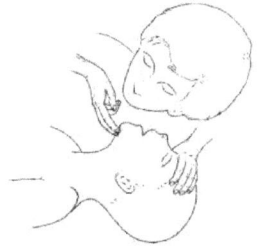

Comprobar que respira manteniendo la apertura de la vía aérea.

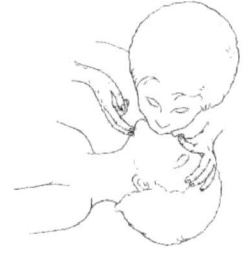

Ventilación boca a boca en el niño.

En la sospecha de traumatismo grave se recomienda mantener a la víctima en posición de decúbito supino y sólo si fuera estrictamente necesario colocarle en la posición lateral de seguridad, aunque es necesario que esta maniobra sea realizada por personal entrenado.
Si el niño no respira deberá iniciarse la ventilación.

6. Ventilar

Si el niño no respira se procederá a 7: Ventilación boca del reanimador a boca y nariz del lactante (si el socorrista puede abarcar con su boca la boca y nariz del lactante).

Se deben efectuar 5 insuflaciones de rescate (deben ser efectivas un mínimo de 2), durante las cuales debe observarse el ascenso y descenso del tórax. Las insuflaciones deben ser lentas, de 1 s de duración aproximadamente. El socorrista debe coger aire antes de cada insuflación para mejorar el contenido de oxígeno del aire espirado.

Mientras se efectúa la ventilación es fundamental mantener una adecuada apertura de la vía aérea y mantener un buen sellado de la boca del socorrista con la boca o la boca y la nariz del paciente para evitar que escape aire a su alrededor. Si el tórax no asciende se debe ir modificando la maniobra de apertura de la vía aérea hasta conseguir una buena ventilación. Si tras las 5 insuflaciones no se consigue una adecuada expansión torácica hay que sospechar que existe una obstrucción por cuerpo extraño (ver actuación más adelante).

La fuerza y el volumen de insuflación se deben adaptar a la edad y tamaño del niño. El socorrista observará la movilización del tórax, intentando suministrar suficiente volumen, pero evitando una insuflación excesiva que produzca daño pulmonar y/o distensión gástrica.

7. Comprobar signos de circulación y/o pulso arterial central.

Después de realizar la ventilación inicial o de rescate, se debe comprobar la existencia de signos vitales (respiraciones, tos o movimientos) y/o la palpación de pulso arterial central durante un máximo de 10 s. Debido a que la maniobra de palpación del pulso es difícil de valorar, los socorristas que forman parte de la población general sólo deben comprobar la presencia o no de signos de circulación, mientras que se recomienda que el personal sanitario valore tanto la presencia de pulso arterial como los signos de circulación.

La palpación del pulso arterial central se realiza en diferente zona anatómica en el lactante y en el niño:

Pulso braquial en lactantes: con el brazo del niño separado del tórax en abducción y rotación externa se colocarán los dedos índice y medio en la zona interna del brazo entre el codo y el hombro.

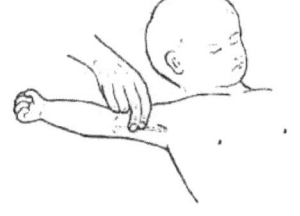

Palpación del pulso braquial en el lactante.

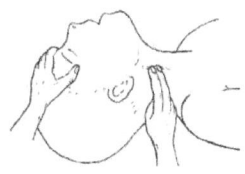

Pulso carotídeo en niños.

Pulso carotídeo en niños: se colocarán los dedos en la línea media del cuello efectuando un barrido lateral hasta localizar la carótida. Al mismo tiempo que se intenta palpar el pulso se debe comprobar la existencia de otros signos vitales (movimientos, respiraciones, degluciones):

- Si hay signos de circulación, se debe continuar ventilando a una frecuencia de 12 a 20 veces/min (de mayor a menor frecuencia desde el lactante a la pubertad), hasta que el niño respire por sí mismo con eficacia. Si el niño respira, pero permanece inconsciente, se le debe colocar en posición de seguridad.

- Si no hay signos de circulación, no hay pulso arterial central o la frecuencia del pulso es inferior a 60 latidos por minuto cualquier edad y se acompaña de pérdida de consciencia, ausencia de respiración y a la perfusión periférica se debe efectuar masaje cardíaco.

8. Masaje cardíaco

Para realizar el masaje cardíaco se debe colocar al niño sobre un plano duro. En el lactante y niño pequeño, es conveniente que mientras se realiza el masaje cardíaco se mantenga la mano en la frente sujetando la cabeza para evitar tener que reposicionarla cuando se tenga que volver a abrir la vía aérea.

Punto de masaje cardíaco: El punto de compresión será en el tercio inferior del esternón por encima del apéndice xifoides tanto en el lactante como en el niño, evitándose de esta forma comprimir sobre el apéndice xifoides o el abdomen.

Técnica del masaje cardíaco:

Recién nacidos y lactantes: la compresión torácica se puede realizar:

◉ Abarcando el tórax con las dos manos: se colocarán los pulgares sobre el tercio inferior del esternón mientras se abarca el tórax con el resto de los dedos y se comprimirá el esternón con los dos pulgares deprimiendo aproximadamente un tercio de la profundidad del tórax. Esta técnica es más efectiva y está indicada cuando hay dos socorristas y el socorrista puede abarcar el tórax entre sus manos.

◉ Con dos dedos: se colocarán los dedos medio y anular en el tercio inferior del esternón. Con la punta de los dedos se deprimirá el esternón aproximadamente un tercio de la profundidad del tórax. Esta técnica es preferible cuando hay un solo socorrista.

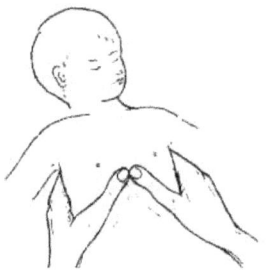

Masaje cardíaco abrazando el tórax

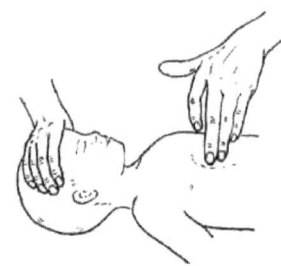

Masaje cardíaco con dos dedos en el lactante.

Niños (desde el año hasta la pubertad): el masaje cardíaco se puede realizar con el talón de una mano o, si el niño es muy grande o el socorrista no tiene suficiente fuerza física, con las dos manos entrelazadas.

Masaje cardíaco con una mano en niños pequeños

Masaje cardíaco con dos manos en niños mayores.

Se debe colocar el/los brazo/s, en posición vertical sobre el tórax del niño para presionar con más facilidad y deprimir aproximadamente un tercio de la profundidad del tórax. Levantar la punta de los dedos para asegurar que la presión no se aplica sobre las costillas. La compresión debe ser rítmica y debe durar el 50 % del ciclo, dejando que el tórax vuelva a su posición normal sin retirar la mano del lugar de compresión.

Frecuencia de masaje: la frecuencia del masaje cardíaco será aproximadamente de 100 veces/min.

Relación del masaje y la ventilación 8-10:

A la población general se le enseñará una relación de 30 masajes/2 ventilaciones para utilizar la misma en lactantes, niños y adultos, sean 1 o 2 socorristas. Tras realizar 30 compresiones torácicas se abrirá la vía aérea, se realizarán 2 insuflaciones y a continuación se volverán a dar 30 compresiones torácicas. El personal sanitario utilizará una relación masaje: ventilación de 15 compresiones cardíacas/2 ventilaciones, tanto en el lactante como en el niño independientemente de que sean 1 o 2 socorristas. Cuando sólo hay un socorrista éste puede utilizar una relación 30:2 para evitar la fatiga.

Coordinación masaje-ventilación: cuando la reanimación se realiza con 2 socorristas, la actuación debe ser conjunta y coordinada. Para disminuir el cansancio de los socorristas se recomienda que cada 2 o 3 min. se realice un cambio de posición, de forma que el socorrista que estaba actuando sobre la vía aérea pase a efectuar las compresiones cardíacas y viceversa.

9. Activar el Sistema de Emergencias

☐ Si solamente hay un socorrista, éste efectuará RCP durante 1 min. antes de abandonar momentáneamente al paciente para solicitar ayuda. La única excepción es el caso de colapso súbito presenciado con sospecha de enfermedad cardíaca. En este caso existen más posibilidades de que exista una fibrilación ventricular y es necesario llamar inmediatamente para conseguir cuanto antes un desfibrilador.

☐ Si hay más de un socorrista, uno de ellos efectuará inmediatamente la reanimación, mientras que el otro pide ayuda.

10. Comprobación de la eficacia de la reanimación

Cada 2 minutos deben suspenderse durante unos segundos las maniobras de reanimación para comprobar si se ha recuperado el pulso o los signos de circulación y la respiración espontáneas.

Duración de la reanimación: Se debe continuar con las maniobras de RCP hasta que:

© El niño recupere la circulación y respiración espontáneas.

© Llegue un equipo cualificado y éste continúe con la reanimación.

@ El socorrista esté agotado o exista peligro para su integridad física.

@ Tras 30 min. de reanimación sin obtener respuesta.

4.3. Desfibrilación Externa Semiautomática (D.E.S.A.)

Introducción.

Los desfibriladores externos semiautomáticos son dispositivos informatizados, sofisticados y fiables que usan mensajes de voz y visuales para guiar al personal de primeros auxilios y a los profesionales sanitarios en la desfibrilación con seguridad de las víctimas de parada cardíaca. Disponen de una programación, inteligente similar a la de los de los desfibriladores automáticos implántales, en los que tienen su origen tecnológico. De forma genérica se denomina DESA a aquellos equipos de desfibrilación externa que disponen de un sistema automático de análisis del ritmo cardiaco. Disponen de un microprocesador que analiza múltiples señales del electrocardiograma (ECG), de superficie para valorar la presencia de un ritmo cardíaco desfibrilable. En caso de detectar dicho tipo de ritmo dispone de un sistema de condensadores capaz de cargar la energía eléctrica para proporcionar, un choque eléctrico.

Características técnicas de los DESA.

Los equipos de DESA (desfibrilación externa semiautomática) son fáciles de utilizar con un mínimo entrenamiento. Son equipos seguros, económicos, de poco peso y con capacidad de almacenar los eventos que detecten. Así mismo, los algoritmos que contienen sus microprocesadores, detectan la FV con una sensibilidad de entre el 82 y el 96% dependiendo de los modelos, y una especificidad del 100%. En los casos de FV de grado fino la sensibilidad de detección baja al 50%.

Los DESA pueden disponer de los siguientes elementos, ver figura:

@ Interruptor general.

@ Punto de inserción del cable de los electrodos-parches.

@ Mando de selección de análisis del ritmo cardíaco (opcional).

@ Mando de carga eléctrica (opcional).

@ Mando de descarga del choque eléctrico.

@ Pantalla de monitorización ECG (opcional).

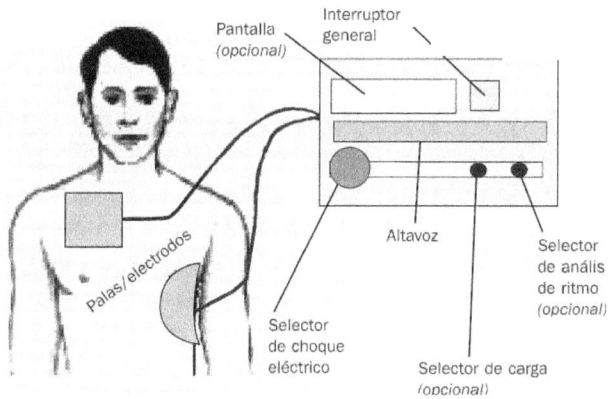

Pantalla
(opcional)

Interruptor
general

Altavoz

Selector
de análisis
de ritmo
(opcional)

Palas/electrodos

Selector
de choque
eléctrico

Selector de carga
(opcional)

Esquema básico de un DESA

Los diferentes modelos pueden disponer de todos o solo algunos de los elementos referidos. Los equipos más sencillos (automáticos) disponen únicamente del interruptor general y el punto de inserción de los electrodos-parches. La mayoría de los equipos actuales emplean descargas de onda bifásica con energía entre: 150 y 360 J, que puede incrementarse automáticamente y variar a partir del tercer choque, pero que depende de las especificaciones técnicas de cada fabricante. Los equipos que emplean descargas de onda monofásica utilizan energías de 360 J.

En la actualidad muchos monitores-desfibriladores manuales disponen también de, la posibilidad de ser utilizados como DESA.

Tipos de DESA.

Aun disponiendo de características técnicas similares, los DESA pueden clasificarse, dependiendo de su forma de actuación, en:

  Automático propiamente dicho.

Tras la puesta en marcha del equipo y la conexión a la víctima a través de los electrodos-parches, analiza el ritmo cardíaco y emite unos mensajes verbales y acústicos, proporcionando un choque eléctrico en pocos segundos deforma automática, a menos que se anule el sistema manualmente. Tras detectar un ritmo susceptible de tratamiento con un choque eléctrico, un DEA totalmente automático da una descarga eléctrica sin que el socorrista tenga que hacer nada.

@ Semiautomático
(desfibrilador externo semiautomático (DESA)).

Tras la puesta en marcha, conexión a la víctima y análisis del ritmo cardíaco, emite unos mensajes verbales y acústicos. En el caso de estar indicado el choque eléctrico, el socorrista deberá activar el mando de carga eléctrica y posteriormente, siguiendo las indicaciones verbales del equipo, administrar el choque eléctrico activando el mando correspondiente.

Análisis del ritmo cardíaco.

Los DESA están provistos de microprocesadores que analizan las diversas características de los ECG, incluyendo la frecuencia y la amplitud. Los DESA, mediante los algoritmos complejos de estos microprocesadores, analizan la señal del ECG de superficie. Para el análisis de un ritmo cardiaco que corresponda con una FV, valorar frecuencia, amplitud y pendiente de las ondas.

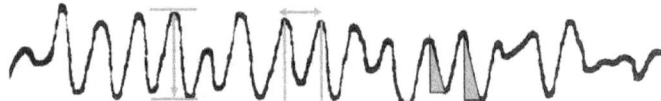

Señales de ECG analizadas por un desfibrilador externo semiautomático en una fibrilación ventricular

Colocación del DESA.

@ Posición del paciente.

El paciente deberá colocarse en lugar seguro, en posición decúbito supino, con el pecho desnudo. Si estuviera húmedo, secarlo con una toalla, ropa, etc. Puede ser necesario cortar las prendas de la víctima con unas tijeras y en ocasiones rasurar la zona donde se vayan a aplicar los electros.

@ Posición del DESA.

Deberá colocarse en el lado izquierdo de la víctima, a la altura de la cabeza.

@ Colocación de los electrodos-parches.

En el pecho desnudo de la víctima, y tal y como viene indicado en los propios electrodos-parches, uno en el hombro derecho debajo de la clavícula y otro a unos 10 cm, debajo de la axila izquierda. La colocación en el caso de los DESA deberá seguir las mismas recomendaciones que las referidas para la desfibrilación manual.

Técnica de soporte vital básico con DESA

El algoritmo para uso del DESA en la atención en la parada cardiaca de las recomendaciones 2005 del ERC se presenta en la siguiente figura:

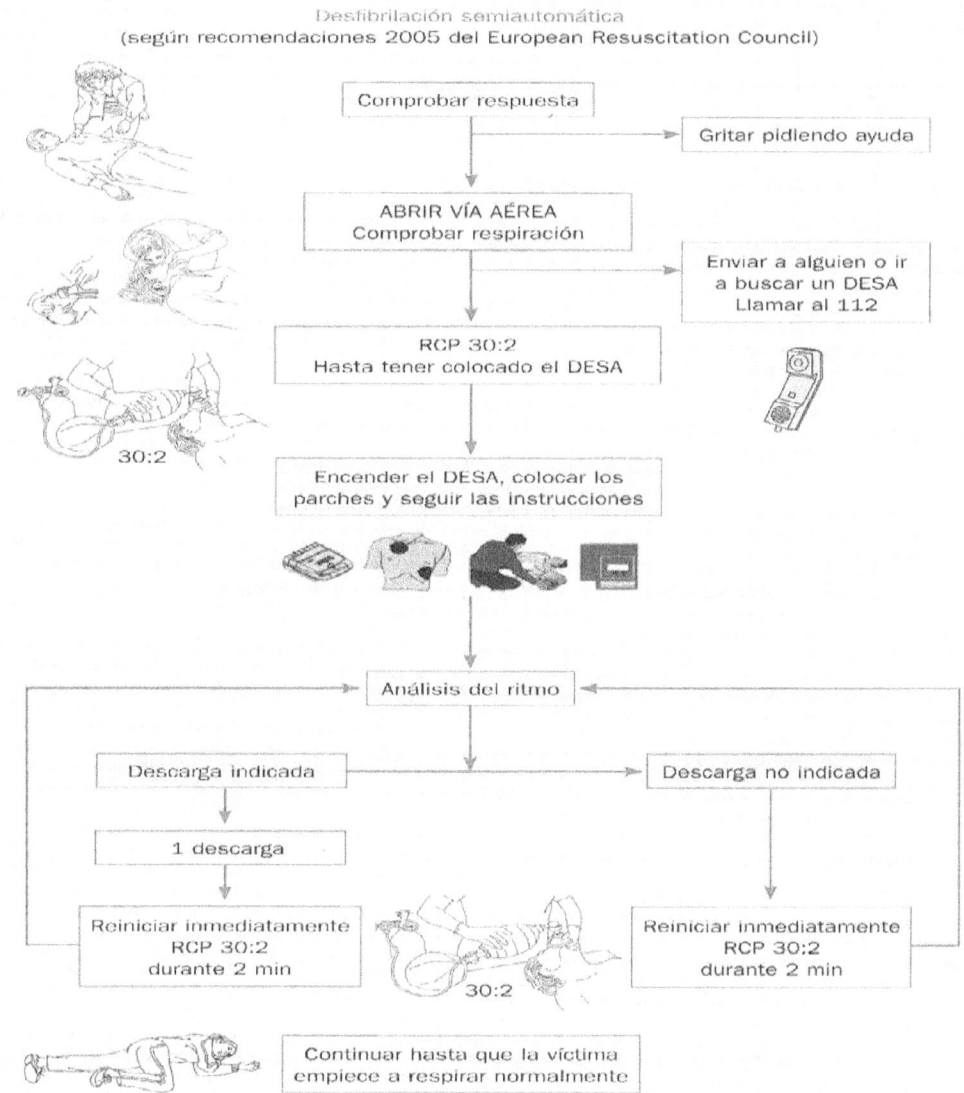

Algoritmo de soporte vital básico con un desfibrilador externo semiautomático (DESA)

1. Proteger al socorrista y a la víctima.

2. Evaluar a la víctima, comprobando la conciencia (gritar y zarandear suavemente). Si no responde pedir ayuda, a otros testigos.

3. Abrir la vía aérea mediante la maniobra frente-mentón.

4. Comprobar la respiración. Si no respira activar el sistema de emergencias 112 y pedir o ir a buscar el DESA.

5. Iniciar las maniobras de RCP (secuencia 30:2), hasta que disponga del DESA.

6. Tan pronto se disponga del DESA, encender el equipo, colocar los electrodos parches autoadhesivos y seguir las instrucciones de sus mensajes, escritos y sonoros hasta recibir ayuda especializada.

7. Si hay más de un socorrista, se debe continuar con la RCP mientras se prepara lo anterior.

8. Cerciorarse de que nadie toca a la víctima mientras el DESA analiza el ritmo cardiaco.

9. Si está indicada la descarga pulsar el botón de descarga siguiendo las indicaciones (los DEA totalmente automáticos transmiten automáticamente la descarga eléctrica) y seguir las instrucciones.

10. Si no está indicada la descarga, reanudar de inmediato la RCP (relación 30:2) y seguir las instrucciones.

11. Seguir las instrucciones hasta que llegue ayuda especializada, la víctima comience a respirar con normalidad o el socorrista quede agotado.

Las instrucciones mediante mensajes de voz de los DESA deben incluir al menos:

@ Un solo choque cuando se detecta un ritmo susceptible de desfibrilación.

@ Ninguna comprobación del ritmo, la ventilación o el pulso tras la descarga eléctrica.

@ Orden para reanudar de inmediato la RCP tras la descarga.

@ Periodo de 2 minutos de RCP antes de una nueva orden de evaluar a la víctima.

Utilización hospitalaria del DESA

Se ha demostrado que la utilización de DESA a nivel hospitalario, frente al empleo de desfibriladores manuales, en situaciones de paro cardíaco, redujo el tiempo de desfibrilación y mejoró la supervivencia de las víctimas. Los DESA en el medio hospitalario facilitan la desfibrilación temprana, fundamentalmente en las áreas no monitorizadas en las que el personal no está entrenado en técnicas dé reconocimiento del ritmo o en las que no se utilizan los desfibriladores manuales de forma habitual.

Acceso público al DESA

La desfibrilación de acceso público (DAP) y los programas de DESA de primera respuesta puede, aumentar el número de víctimas que reciben RCP de los testigos y una desfibrilación temprana, mejorando así la supervivencia de la parada cardíaca extrahospitalaria. Sin embargo, dichos programas requieren una respuesta organizada, con socorristas formados y equipados para reconocer las situaciones, activar el sistema médico de emergencias, practicar la RCP y utilizar el DESA. Estos programas de DESA de socorristas no profesionales aplicados en lugares públicos con gran número de personas, como aeropuertos, aviones o casinos, han demostrado tasas de supervivencia elevadas, superiores al 49%.

Se recomiendan los siguientes elementos para los programas de DAP:

- Una respuesta planificada y practicada.

- La formación de posibles socorristas en la RCP y el uso del DESA.

- Enlace con el sistema local de sistema médico de emergencias.

- Programa de evaluación continua (mejora de la calidad).

Los programas de DAP pueden elevar la supervivencia de la parada cardíaca si se implantan en lugares donde se puedan producir paradas cardíacas con testigos. Los lugares más adecuados serían, por ejemplo: aeropuertos, casinos e instalaciones deportivas.

Aspectos legales del uso del DESA

Los DESA son considerados instrumentos médico-sanitarios; por lo tanto, su empleo está restringido a personal de estas características. Para su empleo por personal no sanitario debe llevarse a cabo una regulación legal. En España son varias las comunidades autónomas que han regulado su empleo público mediante las correspondientes normas legales. En otras comunidades todavía no se ha llevado a cabo esta regulación, por lo que los DESA son de uso exclusivo de personal médico-sanitario titulado.

Condiciones del uso del DESA por personal no médico-sanitario titulado

Deberán seguirse estrictamente las siguientes directrices:

1. Regulación legal correspondiente.
2. Formación específica.
3. Utilización integrada en un programa bajo dirección médica.
4. Incorporación a la cadena de supervivencia del área, localidad o centro donde se pueda utilizar.
5. Programa de mantenimiento acorde a las instrucciones del fabricante.

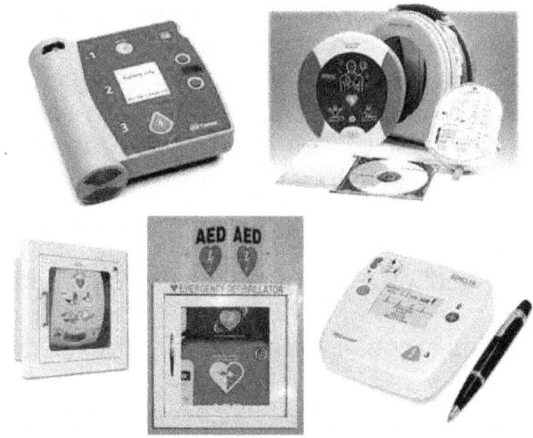

Diferentes tipos de desfibriladores D.E.S.A.S

4.4. Uso de un desfibrilador externo automático pediátrico.

La fibrilación ventricular en niños

La fibrilación ventricular (FV) es una causa muy rara de parada cardiaca en niños pequeños (menos de 1 año) fuera del hospital, pero su incidencia aumenta según aumenta la edad de los niños. El principal factor de supervivencia en caso de parada cardiorrespiratoria (PCR) por FV es el tiempo transcurrido entre el colapso y la desfibrilación. Así, la desfibrilación en los tres primeros minutos, en caso de PCR presenciada por FV en el medio pre-hospitalario, tiene una probabilidad de supervivencia superior al 50%. Sin embargo, su eficacia disminuye de forma dramática con el paso del tiempo, de modo que por cada minuto de retraso, la supervivencia puede disminuir hasta un 10%.

Así, estudios que excluían a las víctimas del síndrome de muerte súbita del lactante, encontraron incidencias de hasta el 24%. Los estudios en el ámbito hospitalario también indican que la FV no es tan rara como podría suponerse, encontrándose en algún momento del episodio de la PCR hasta en el 25% de los casos; este hecho tiene una gran importancia pronóstica ya que, en el contexto de una PCR en la edad pediátrica, la FV es la arritmia con mayores posibilidades de supervivencia.

Resumen

Recientemente se ha admitido por la American Heart Association (AHA) y por el European Resuscitation Council (ERC) que los desfibriladores externos automáticos (DEA) pueden ser utilizados en niños entre 1 y 8 años de edad sin signos de circulación. Preferentemente el dispositivo descargará una dosis pediátrica que puede ser obtenida mediante atenuadores de dosis colocados en el conector o en el cable de los parches. Los algoritmos de detección de ritmos deben presentar una elevada sensibilidad para el reconocimiento de ritmos pediátricos. Por el momento no existen evidencias para recomendar o no el uso del DEA en menores de 1 año. Como diferencia con la reanimación con DEA en el adulto y en el caso de disponer de un solo rescatador se hará un minuto de reanimación cardiopulmonar (RCP) antes de cualquier otra acción, como la activación de los servicios de emergencia (SEM) o la colocación del DEA.

Desfibrilación automática en niños

Por otra parte, se han desarrollado nuevos electrodos pediátricos que incluyen un dispositivo atenuador de dosis, que hace que la energía liberada se reduzca a 50-75 J, dosis que sería adecuada para la mayor parte de los niños menores de 8 años. En este sentido, se reconoce que, aunque la dosis pediátrica establecida es de 2-4 J/kg y que el uso clínico de los desfibriladores manuales ha confirmado su utilidad, hasta ahora no se dispone de resultados de investigaciones que demuestren que ésta es la dosis más eficaz y hay datos que indican que dosis mucho mayores pueden ser bien toleradas por los niños.

Otro factor a considerar en la eficacia de la desfibrilación es la forma de la onda utilizada. Los aparatos "clásicos" utilizaban ondas monofásicas; dichos sistemas, aunque eran efectivos, han sido sustituidos por los desfibriladores de ondas bifásicas ya que consiguen la desfibrilación con dosis menores de energía y, por lo tanto, la dosis aplicada sería adecuada para un mayor rango de tamaños y/o pesos de los pacientes con un menor daño miocárdico. En cuanto a la localización de los electrodos adhesivos en niños, hasta el momento no se ha definido la mejor posición para dichos electrodos por lo que, tanto la colocación anterior/posterior.

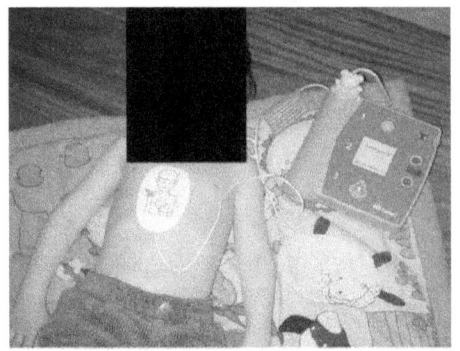 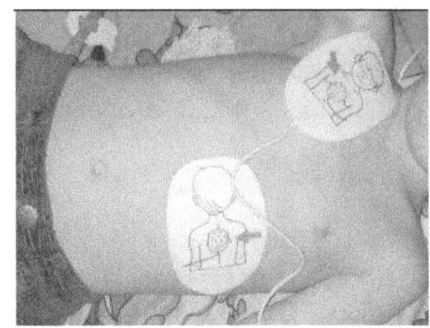

Recomendaciones actuales de utilización de la desfibrilación externa automática en niños.

Durante la elaboración de las Guías de Actuación en Resucitación cardiopulmonar de la AHA del año 2000 no se recomendaba el uso del DEA en niños menores de 8 años o 25 kg debido a que los análisis del ECG estaban diseñados exclusivamente para los parámetros de los ritmos adultos y que las dosis de energía liberada superaban los 2-4 J/kg recomendados incluso en proporciones 10 veces más elevadas dependiendo del peso del niño y del aparato desfibrilador. Dosis de 5 J/kg pueden dañar al corazón, aunque no está establecida la energía máxima que podría soportar el corazón de un niño sin sufrir un daño grave.

Con posterioridad se han realizado varios avances importantes que han conducido a un cambio en las recomendaciones de la AHA. Se ha desarrollado un sistema de reducción de dosis en los conectores del DEA que reducen la energía a 50 julios a la vez que se han diseñado unos parches pediátricos especiales de tamaño reducido. También un reciente estudio publicado por el subcomité de pediatría de la AHA reflejaba cómo los DEA analizaban correctamente los ritmos cardiacos en los niños recomendando descargas tan solo en ritmos considerados como desfibrilables. En 2003 y basándose en las evidencias disponibles actualmente, el International Liaison Commitee on Resuscitation (ILCOR) ha realizado las siguientes recomendaciones de utilización de los DEA en niños:

- Los DEA pueden ser utilizados en niños entre 1 y 8 años sin evidencia de signos de circulación.

- De forma ideal, el dispositivo utilizado debería poder descargar una dosis pediátrica.

- El algoritmo de detección de arritmias debe ser suficientemente específico para los ritmos desfibrilables en niños.

- En el momento actual no hay evidencias ni para apoyar ni para desaconsejar el uso de DEA en niños menores de 1 año.

- Cuando hay un solo socorrista, si el niño no tiene signos de circulación, se sigue recomendando realizar RCP durante un minuto, antes de activar a los sistemas de emergencia o colocar un DEA.

- La desfibrilación se recomienda en los casos documentados de FV o TV sin pulso.

Conclusiones

Los DEA son dispositivos de manejo sencillo que están cada vez más disponibles en nuestro medio y constituyen el primer dispositivo utilizable para la desfibrilación a nivel prehospitalario y por personal no médico, entrenado de forma específica.

Las evidencias actuales indican que los DEA son capaces de detectar de forma sensible y específica las arritmias pediátricas y que son seguros y efectivos para la desfibrilación de niños entre 1 y 8 años, por lo que, sin duda, pueden contribuir a mejorar el pronóstico de las paradas cardiacas prehospitalarias en dichos pacientes. Deben introducirse simuladores de entrenamiento y casos clínicos pediátricos en los cursos de formación en DEA para el personal no sanitario, como ya ocurre en los cursos incluidos en el Programa de Atención Cardiovascular de Urgencia (ACU) de la SEMES, y extender la información de la posibilidad del DEA en niños a todo el personal sanitario que tenga la posibilidad de poder utilizarlo.

Algoritmo S.V.A. pediátrico

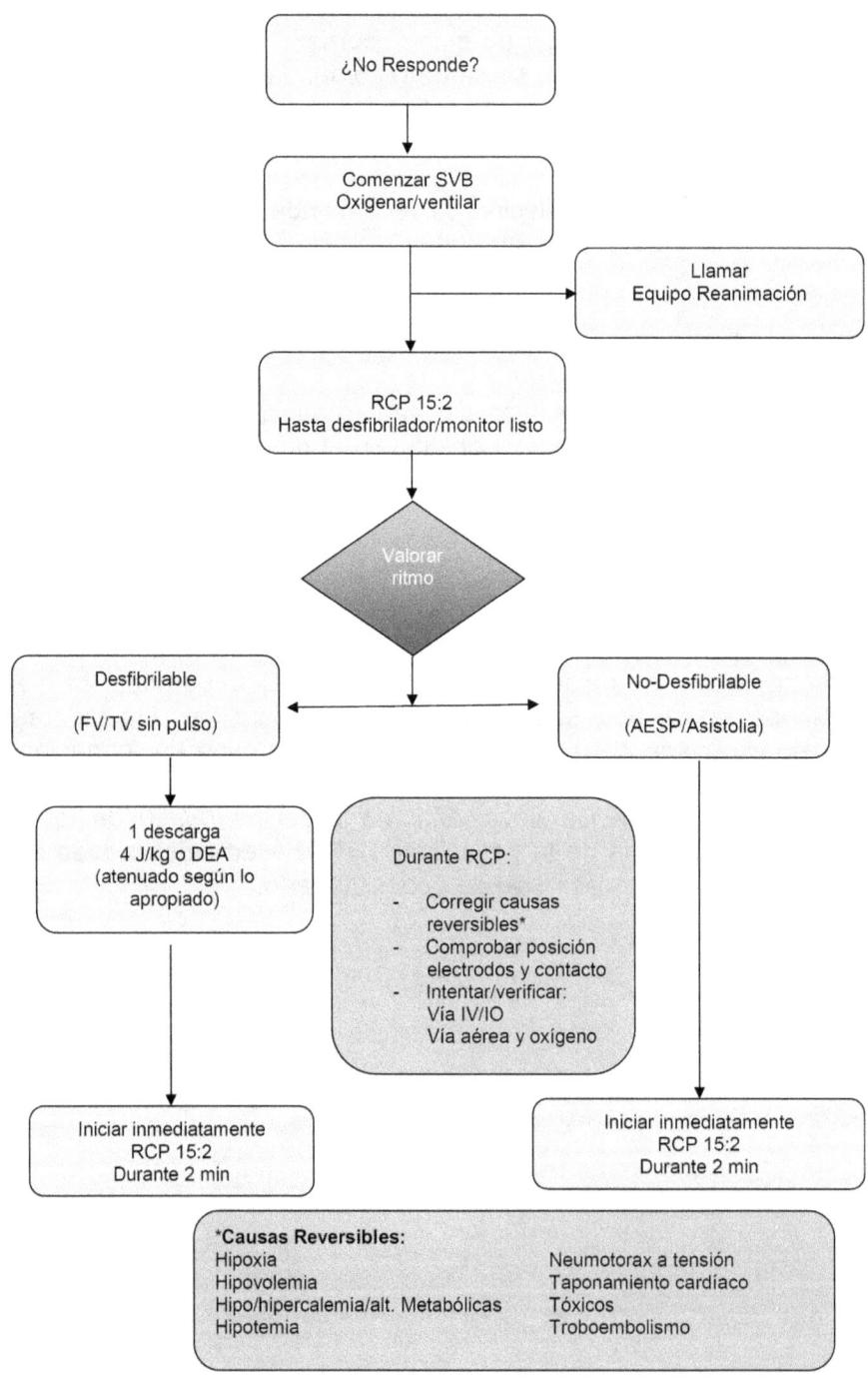

Soporte Vital Avanzado Pediátrico

5. Obstrucción de la vía aérea por un cuerpo extraño (atragantamiento)

La obstrucción de la vía aérea por un cuerpo extraño (OVACE) es una causa poco común pero potencialmente tratable de muerte accidental. Cada año reciben tratamiento aproximadamente 16.000 adultos y niños en los servicios de urgencias del Reino Unido por OVACE. Afortunadamente menos del 1% de esos incidentes son letales. La causa más común de atragantamiento en adultos es la obstrucción de la vía aérea causada por comida como pescado, carne o pollo. En niños pequeños y niños, la mitad de los episodios de atragantamiento comunicados suceden mientras están comiendo (principalmente dulces) y el resto de los episodios de atragantamiento se deben a objetos no alimentarios como monedas o juguetes. Las muertes por atragantamiento son raras en niños.

Signo	Obstrucción Ligera	Obstrucción Severa
"¿te has atragantado?"	"Si"	No puede hablar, puede mover la cabeza
Otros signos	Puede hablar, toser, respirar	No puede respirar, respiración estertorosa, intentos silenciosos de toser, inconsciencia
Signos generales de OVACE: el ataque sucede mientras está comiendo; la víctima puede llevar la mano a su cuello.		

Diferencia entre la Obstrucción de la Vía Aérea por Cuerpo Extraño (OVACE) ligera y severa.

Reconocimiento

Debido a que el reconocimiento de la obstrucción de la vía aérea es la llave para obtener un resultado de éxito, es importante no confundir esta emergencia con desmayo, ataque cardíaco, convulsión u otras enfermedades que pueden causar insuficiencia respiratoria súbita, cianosis o pérdida de consciencia. Los cuerpos extraños pueden causar tanto obstrucción ligera como severa de la vía aérea. Los signos y síntomas que permiten diferenciar entre la obstrucción de la vía aérea ligera y severa se resumen en la siguiente tabla. Es importante preguntar a la víctima "¿te has atragantado?".

TRATAMIENTO OBSTRUCCIÓN VÍA AÉREA POR CUERPO EXTRAÑO (OVACE) EN ADULTO

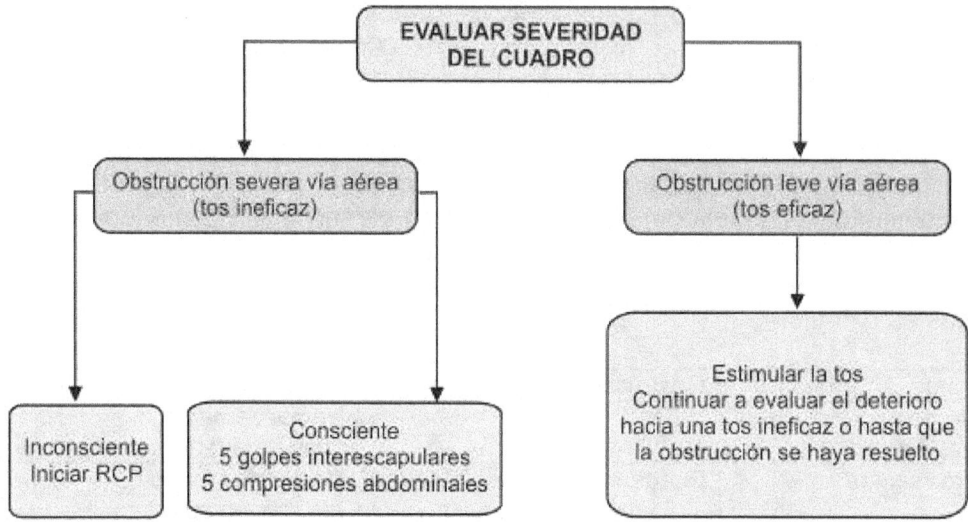

Algoritmo de tratamiento de la Obstrucción de la Vía Aérea por Cuerpo Extraño en el adulto.

5.1. Secuencia de OVACE (atragantamiento) en el adulto

(Esta secuencia también es válida para niños mayores de 1 año de edad)

- Si la víctima muestra signos de obstrucción ligera de la vía aérea animarle a toser.

- Si la víctima muestra signos de obstrucción severa de la vía aérea y está consciente:

    - Incline a la víctima hacia delante con el fin de que avance por la vía aérea y salga por la boca.

    - Dele hasta cinco golpes secos entre los omóplatos con el talón de la otra mano y valorar.

    - Si los cinco golpes en la espalda fallan en solucionar la obstrucción de la vía aérea, dar hasta cinco compresiones abdominales como sigue:
    Ponte detrás de la víctima y pon ambos brazos alrededor de la parte superior de su abdomen. Inclina a la víctima hacia delante. Cierra el puño y ponlo entre el ombligo y el final del

esternón. Coge esta mano con tu otra mano y empuja secamente hacia adentro y hacia arriba.

Repítelo hasta cinco veces. Si la obstrucción aún no se ha solucionado, continúa alternando los cinco golpes en la espalda con las cinco compresiones abdominales.

Si la víctima en cualquier momento queda inconsciente:

@ Pon a la víctima cuidadosamente en el suelo.

@ Activa el SEM inmediatamente.

@ Inicia RCP.

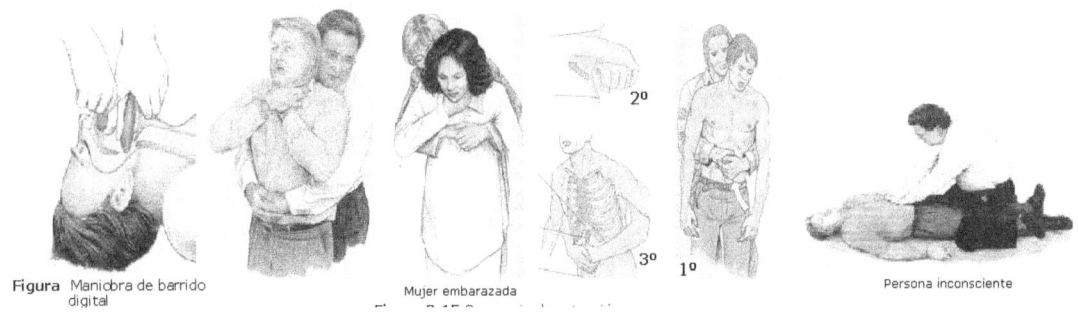

Figura Maniobra de barrido digital   Mujer embarazada   2º   3º   1º   Persona inconsciente

Secuencia de actuación

5.2. Obstrucción de la vía aérea por un cuerpo extraño en niños.

Cuando un objeto (sólido o líquido) pasa a la vía aérea, el organismo reacciona rápidamente, de forma automática e intenta expulsarlo con la tos. Es lo que se llama "atragantamiento". En ocasiones un objeto sólido "cuerpo extraño" (trozos de alimentos, frutos secos, globos o piezas de juguetes) entra en la vía aérea y la obstruye, impidiendo la entrada y salida del aire, produciéndose la asfixia. Si la obstrucción de la vía aérea no se resuelve con rapidez, el niño acabará sufriendo una PCR. Por ello, si existe certeza o una fuerte sospecha de obstrucción completa de la vía aérea superior por un cuerpo extraño sólido, se deben de tomar las medidas para desobstruirla de inmediato.

Las maniobras que hay que realizar serán diferentes según la víctima esté consciente/inconsciente, con tos efectiva o no, respiración efectiva o no y dependiendo de su edad (lactante o niño).

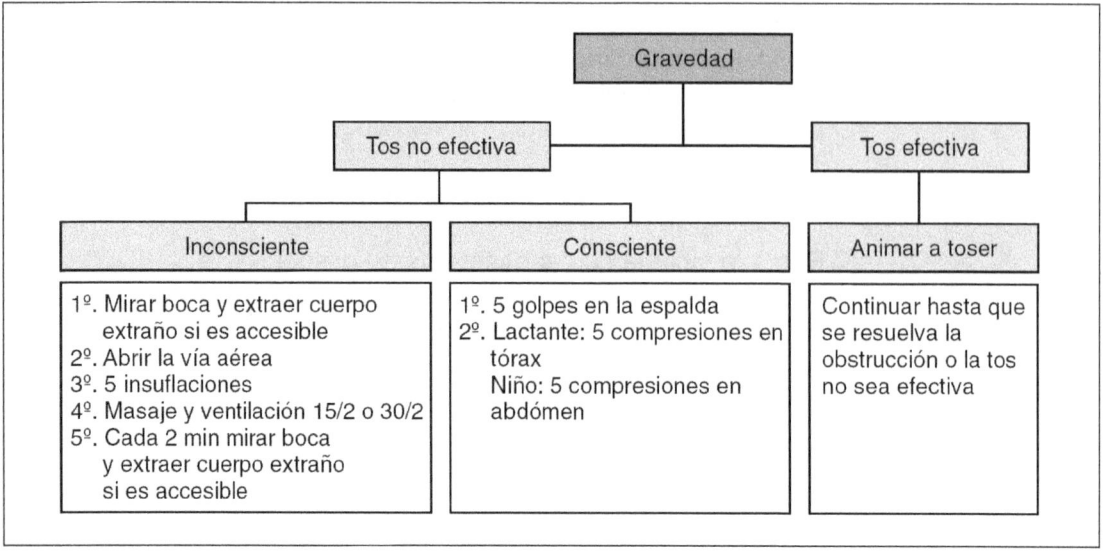

Algoritmo de desobstrucción de la vía aérea en lactantes y niños.

Se pueden distinguir las siguientes situaciones:

Lactante o niño consciente con tos y respiración efectivas.

Se colocará al niño en posición incorporada y animándole a que siga tosiendo, ya que la tos y el llanto son mecanismos fisiológicos muy efectivos para la desobstrucción de la vía aérea.

Se observará estrechamente al niño vigilando si expulsa el cuerpo extraño y mejora la respiración o, por el contrario, la tos se hace inefectiva, deja de respirar o se deteriora el estado de consciencia.

Lactante o niño consciente con tos no efectiva.

En esta situación la tos y el llanto son muy débiles y apagados, el niño no es capaz de vocalizar, ni de respirar normalmente y puede aparecer cianosis.

Si no se consigue en poco tiempo la desobstrucción de la vía aérea el niño perderá la consciencia y presentará PCR. Por tanto, se debe solicitar rápidamente ¡AYUDA! iniciando inmediatamente las maniobras de desobstrucción de la vía aérea.

@ Examinar la boca y eliminar cualquier cuerpo extraño visible. La extracción del cuerpo extraño sólo se efectuará si éste es fácil de ver y extraer. No se debe intentar la extracción manual a ciegas por el riesgo de empujar el cuerpo extraño hacia el interior de la vía aérea provocando una obstrucción ma-

76

yor. Si el objeto es claramente visible se puede efectuar la "maniobra de gancho", que consiste en introducir un dedo por el lateral de la boca y después, haciendo un movimiento de barrido, utilizar el dedo como si fuera un gancho para extraer el cuerpo extraño.

@ Maniobras de desobstrucción.
Variarán según se trate de un lactante o un niño.

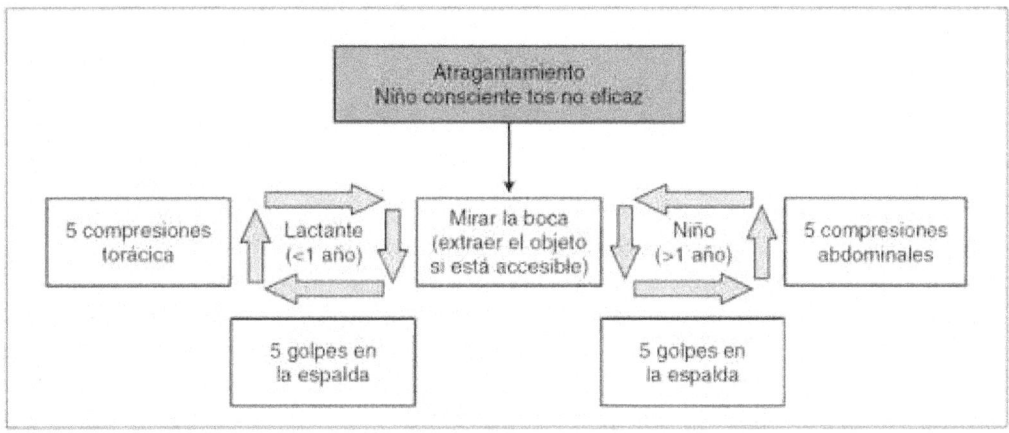

Desobstrucción de la vía aérea en lactantes y niños conscientes con tos no efectiva.

⌨ Maniobras de desobstrucción en el lactante

El lactante debido a su menor tamaño y manejabilidad, puede colocarse en un plano inclinado (cabeza más baja) lo que favorece la expulsión del cuerpo extraño.

@ Dar 5 golpes en la espalda. Se sujetará al lactante "boca abajo" (decúbito prono) colocándolo sobre el antebrazo, que a su vez se puede apoyar sobre el muslo con la cabeza más baja que el tronco. La maniobra puede hacerse sentado con lo que se consigue realizar las maniobras con mayor seguridad. Una vez colocado se golpeará cinco veces con el talón de la otra mano en la zona interescapular, debiendo ser estos golpes rápidos y moderadamente fuertes.

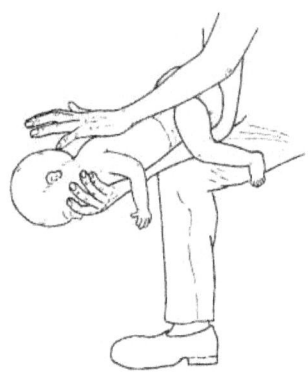

Cinco golpes en la espalda en el lactante.

@ Dar 5 compresiones en el tórax. Sujetando la cabeza se colocará al lactante "boca arriba" (decúbito supino) apoyándolo sobre el otro antebrazo. Después se darán 5 compresiones torácicas con dos dedos (índice y medio) y en dirección a la cabeza, en el mismo punto indicado para las compresiones cardíacas (tercio inferior del esternón), pero más fuertes y más lentas que en la RCP. En el lactante están desaconsejadas las compresiones en la región abdominal ya que el riesgo de rotura de vísceras abdominales (hígado, bazo) es elevado.

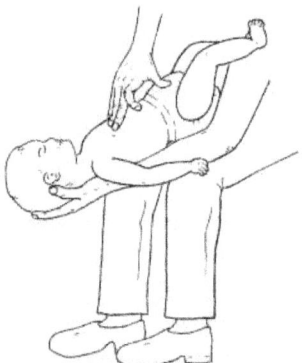

Cinco compresiones en el tórax en el lactante.

@ Después de cada ciclo de 5 compresiones interescapulares y torácicas, se debe reevaluar el estado del lactante, ver si está consciente, si respira o tose y si el objeto está accesible (no dedicar a ello más de 5-10 s). Si no se consigue desobstruir la vía aérea y el lactante continua consciente pero con tos inefectiva se repetirán las maniobras.

Maniobras de desobstrucción en el niño

La principal diferencia con el lactante es la sustitución de las compresiones torácicas por las compresiones abdominales conocidas como maniobra de Heimlich, cuya finalidad es aumentar la presión intraabdominal y de forma indirecta la presión intratorácica. Esta maniobra se realizará con el niño en bipedestación.

© Golpes interescapulares. Con el niño en bipedestación y ligeramente inclinado hacia delante se le darán 5 golpes en la región interescapular.

© Compresiones abdominales. Posteriormente se realizarán 5 compresiones abdominales. Para ello, el socorrista se situará de pie detrás de la víctima y lo sujetará por detrás, pasando los brazos por debajo de las axilas. Se colocará la mano derecha en forma de puño con el pulgar flexionado hacia dentro, apoyándola en la línea media del epigastrio, entre el esternón y el ombligo. Con la otra mano se agarrará el puño y realizará un movimiento de presión dirigido al mismo tiempo hacia atrás y arriba. Este movimiento debe realizarse con fuerza y brusquedad, con el fin de aumentar bruscamente la presión y movilizar el cuerpo extraño.

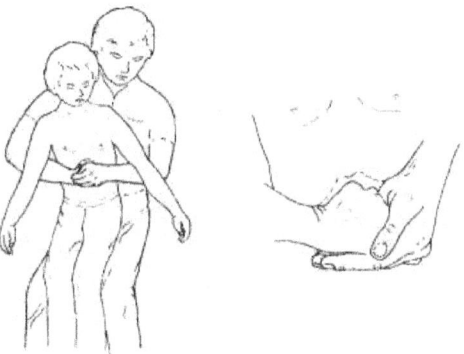

Maniobra de Heimlich (compresión abdominal).

© Después de cada ciclo de 5 compresiones interescapulares y abdominales, se debe reevaluar el estado del niño, ver si está consciente, respira o tose y si el objeto está accesible (no dedicar a ello más de 5-10 s). Si no se consigue desobstruir la vía aérea y el niño continúa consciente pero con tos inefectiva, se repetirán los ciclos de 5 golpes en la espalda y 5 compresiones abdominales, hasta que empiece a toser o respirar o, por el contrario, pierda la consciencia.

Es muy importante tener en cuenta que el objetivo fundamental de las maniobras no es expulsar el cuerpo extraño
sino desobstruir la vía aérea para conseguir una respiración
adecuada. Si el niño recupera una respiración efectiva no hay
que continuar las maniobras de desobstrucción aunque el
cuerpo extraño no se haya expulsado. Por otra parte, aunque
se logre expulsar el cuerpo extraño se debe valorar cuidadosamente la situación del niño, ya que en ocasiones pueden
quedar restos del cuerpo extraño o las maniobras de expulsión pueden haber causado lesiones. Por esta razón todos
los niños que han sufrido obstrucción de la vía aérea por un
cuerpo extraño deben ser posteriormente examinados por un
médico.

Lactante o niño inconsciente:

Si el lactante o el niño pierden la consciencia se actuará como si estuvieran en PCR, utilizando el mismo algoritmo en el lactante y el niño.

- Se pedirá ayuda.

- Se abrirá la vía aérea, se observará si existe cuerpo extraño
  y se intentará eliminar si está accesible.

- Se comprobará si respira.

- Si no respira se realizarán 5 insuflaciones de rescate comprobando si expande el tórax:

  a) Si el tórax se expande no existe una obstrucción completa
  de la vía aérea. Se comprobarán entonces los signos de
  circulación y/o el pulso y si no existen se continuará con la
  RCP (masaje y ventilación).

  b) Si el tórax no expande se realizarán compresiones torácicas sin valorar los signos de circulación (15 el personal sanitario y 30 la población general). Estas compresiones torácicas sirven tanto como masaje cardíaco como para movilizar
  el cuerpo extraño al aumentar la presión intratorácica. A continuación se realizarán dos ventilaciones, y se seguirá con la
  secuencia de masaje y ventilación (30/2 o 15/2 según los casos).

- Al minuto, se activará el sistema de emergencias.

@ Cada 2 min. se examinará la boca para ver si existe cuerpo extraño y se comprobará la respiración y la presencia de signos vitales.

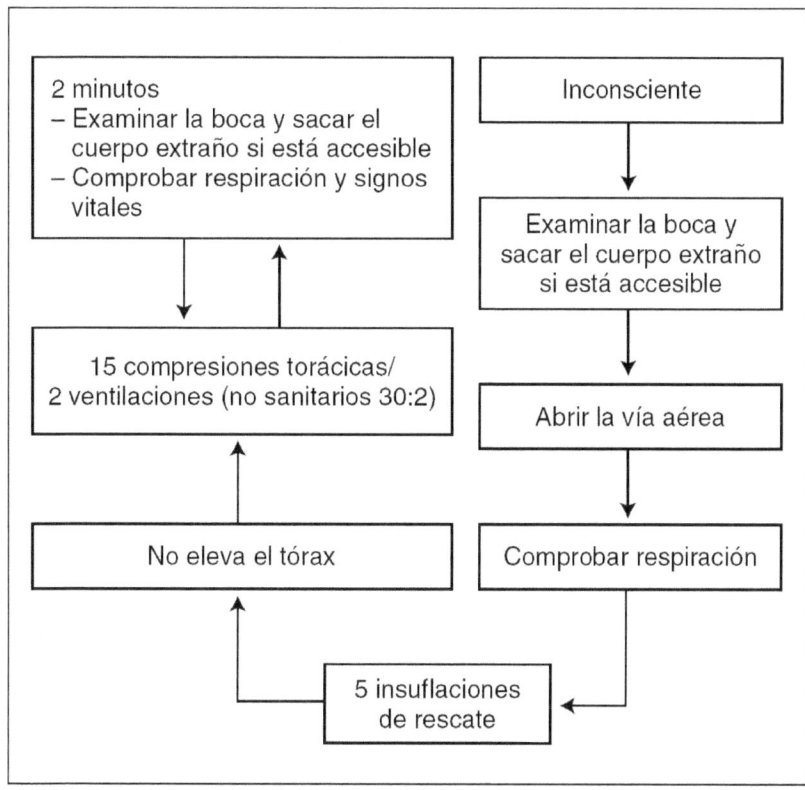

Algoritmo de desobstrucción de la vía aérea en lactantes y niños inconscientes

7.2. Plan de Actuación en la Valoración Secundaria.

Una vez estabilizadas las constantes vitales se realizará la "VALORA-CIÓN SECUNDARIA" que consiste en el conjunto de exploraciones que se llevan a cabo una vez aseguradas las constantes vitales de una víctima. Consiste en realizar una exploración detallada, de la cabeza a los pies, que nos ayude a determinar el alcance de las lesiones de la víctima.

Aspectos Importantes:

Una vez finalizada la valoración primaria se seguirá, a continuación, la valoración secundaria la cual consiste en determinar el estado de la víctima mediante la localización de todas sus lesiones. Para ello reevaluaremos y cuantificaremos su consciencia, respiración y pulso y realizaremos una exploración rápida pero ordenada y concienzuda de todo su cuerpo en busca de sangre, deformidades (bultos o huecos), secreciones (sudor, heces, orina o vómitos), anormalidades en el color, temperatura y aspectos de la piel, etc., etc. A ser posible siempre utilizaremos guantes para tocar a una víctima para evitar contagios de nosotros hacia ella o a la inversa, aunque su aspecto parezca saludable.

Si la víctima puede colaborar, la preguntaremos por sus molestias, dolores, etc., detectando cualquier problema de orientación o memoria antes de la exploración y mantendremos una ligera conversación informativa de las maniobras que vamos a hacer. No es conveniente informar de las lesiones sufridas para evitar choques emocionales. En esta entrevista tendremos en cuentan las características particulares de cada colectivo (niños, ancianos, discapacitados, sordos, mudos, extranjeros, etc.).

Para la exploración utilizaremos nuestras dos manos y a la vez observaremos visualmente la zona explorada. Las manos se moverán simultáneamente, a ambos lados del cuerpo aprovechando la simetría de este. Comenzaremos nuestra exploración en la cabeza, (en el cráneo y en el macizo facial, incluido el interior de la boca), bajaremos al cuello y hombros. Continuaremos por el tórax explorando el esternón y la parrilla costal; observaremos el abdomen prestando atención a su consistencia (un abdomen rígido puede indicar una lesión interna).

Bajaremos al vientre observando la presencia de heces u orina, a continuación exploramos las piernas comenzando por las caderas, siguiendo por el muslo, rodilla, pierna, tobillo y pies (incluidos dedos). Por último no nos olvidemos de las extremidades superiores, empezando por el brazo, codo y antebrazo, pasando luego a las muñecas y manos (incluidos dedos). En la exploración nos detendremos en las partes más complejas y, ante una duda de lesión en alguna de las extremidades, podremos utilizar como modelo la otra, pues ambas son simétricas.

Si ha habido relajación de esfínteres, sospecharemos lesión en la columna y valoraremos la movilidad (diciéndole que mueva los dedos) y la sensibilidad (mediante pellizcos o pinchazos) de las extremidades. Posteriormente valoraremos de nuevo la respiración y el pulso con el fin de conocer su frecuencia y su fuerza. Prestando también atención al color de la piel, al sudor y a la temperatura.
Dificultades durante la evaluación y la reanimación

A. EXAMEN NEUROLÓGICO BÁSICO.

1. Nivel de conciencia.

Utiliza la escala AVDN, que divide el nivel de conciencia en cuatro grados:

- A: alerta (el paciente está consciente).

- V: estímulos verbales (paciente inconsciente pero responde a nuestra voz, por ejemplo, al llamarlo por su nombre).

- D: estímulos dolorosos (paciente inconsciente que no reacciona a la voz, pero sí reacciona ante estímulos dolorosos, por ejemplo, al pellizcarle en la cara interna del brazo).

- N: no responde a estímulos externos.

2. <u>Orientación tiempo-espacial.</u>

Interroga al paciente para comprobar si está orientado en el tiempo y en el espacio. Hazle preguntas sencillas como ¿qué día es hoy? ¿en qué lugar se encuentra?.

3. <u>Estudio del sistema motor.</u>

Pide al paciente que intente separar los dedos de sus manos, dale tus manos como si fueras a saludarlo y pídele que te las apriete para comprobar si ha perdido o no fuerza. Solicítale que realice un movimiento de flexión y extensión de sus muñecas y brazos y que haga lo mismo con sus pies y piernas.

4. <u>Pupilas</u>.

- Hay que comprobar:

  - Su tamaño:
    - Contraídas (miosis).
    - Dilatadas (midriasis).

  - Su reactividad a la luz:
    - Reactivas.
    - Arreactivas.

  - Su simetría:
    - Iguales de tamaño (isocóricas).
    - De distinto tamaño (anisocóricas).

- Reflejo pupilar

Normalmente las pupilas se contraen al estímulo de la luz.

- Si ambas pupilas están más grandes de lo normal (dilatadas), la lesión o enfermedad puede indicar shock, hemorragia severa, agotamiento por calor, o drogas tales como cocaína o anfetaminas.

@ Si ambas pupilas están más pequeñas de lo normal (contraídas), la causa puede ser una insolación o el uso de drogas tales como narcóticos.

@ Si las pupilas no son de igual tamaño, sospeche de una herida en la cabeza o una parálisis.

▣ Manera de tomar el reflejo pupilar:

@ Si posee una linterna pequeña, alumbre con el haz de luz el ojo y observe como la pupila se contrae.

@ Si no posee el elemento productor de luz, abra intempestivamente el párpado superior y observe la misma reacción.

@ Si no hay contracción de una o de ninguna de las dos pupilas, sospeche daño neurológico grave.

B. RESPIRACIÓN.

Exploraremos dos aspectos diferentes de la respiración:

1. Frecuencia respiratoria:

es decir, el número de veces que una persona respira por minuto.

@ Normal: 12 a 20.

@ Taquipnea: > 20 (respiración muy rápida).

@ Bradipnea: < 12 (respiración muy lenta).

2. Ritmo de la respiración.

@ Rítmica o regular.

@ No rítmica o irregular.

Hay factores que hacen variar el número de respiraciones, entre ellas:

@ El ejercicio; la actividad muscular produce un aumento temporal de la frecuencia respiratoria.

@ El sexo; en la mujer la respiración tiende a ser más rápida que en el hombre.

@ La hemorragia; aumenta la respiración.

@ La edad; a medida que se desarrolla la persona la frecuencia respiratoria tiende a disminuir.

Al prestar primeros auxilios es importante valorar el funcionamiento del organismo y detectar las alteraciones que son frecuentes en caso de accidentes; para ello es necesario controlar la respiración y el pulso. El control de la respiración y el pulso, además de ser necesario para determinar los cambios que se presenten como consecuencia del accidente, orientan al personal de salud para iniciar el tratamiento definitivo.

3.   Procedimiento para controlar la respiración

Para controlar la respiración, el socorrista, debe contar los movimientos respiratorios, tomando la inspiración y la espiración como una sola respiración.

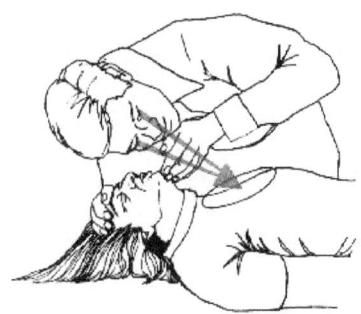

@ Coloque el lesionado en posición cómoda (acostada) en caso de vomito con la cabeza hacia un lado.

@ Afloje las prendas de vestir.

@ Inicie el control de la respiración observando el tórax y el abdomen, de preferencia después de haber tomado el pulso, para que el lesionado no se cuenta y evitar así que cambie el ritmo de la respiración.

@ Cuente las respiraciones por minuto utilizando un reloj con segundero.

@ Anote la cifra para verificar los cambios y dar estos datos cuando lleve el lesionado al centro asistencial.

C. PULSO. (*segundo signo vital*).

Es la expansión rítmica de una arteria, producida por el paso de la sangre bombeada por el corazón. El pulso se controla para determinar el funcionamiento del corazón. El pulso sufre modificaciones cuando el volumen de sangre bombeada por el corazón disminuye o cuando hay cambios en la elasticidad de las arterias; tomar el pulso es un método rápido y sencillo para valorar el estado de un lesionado.

El pulso se puede tomar en cualquier arteria superficial que pueda comprimirse contra un hueso.

1. Sitios para tomar el pulso:

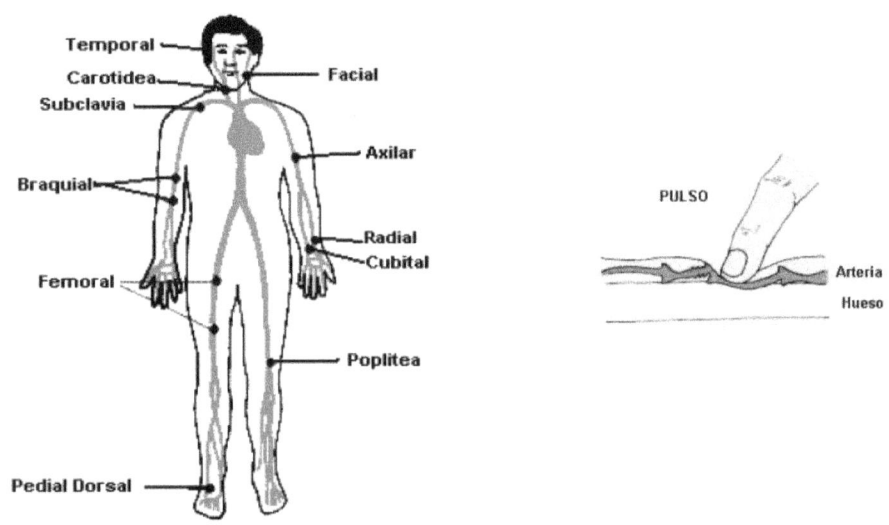

Los sitios donde se puede tomar el pulso son:

⦿ En la sien (temporal)

⦿ En el cuello (carotideo)

⦿ Parte interna del brazo (humeral)

⦿ En la muñeca (radial)

⦿ Parte interna del pliegue del codo (cubital)

⦿ En la ingle (femoral)

⦿ En el dorso del pie (pedio)

⦿ En la tetilla izquierda de bebes (pulso apical)

En primeros auxilios en los sitios que se toma con mayor frecuencia es el radial y el carotideo.

2. <u>Recomendaciones para tomar el pulso.</u>

Aunque existen muchas arterias para poder comprobar el pulso de una persona, las más accesibles son las carótidas (en el cuello) y la radial (en la cara interna de las muñecas, en la base del pulgar). Nunca debes tomar el pulso con el pulgar, ya que el pulso de este dedo es más perceptible y confunde el suyo. Del pulso exploraremos los siguientes aspectos:

Palpe la arteria con sus dedos índice, medio y anular. No ejerza presión excesiva, porque no se percibe adecuadamente. Controle el pulso en un minuto en un reloj de
Segundero.

Manera de tomar el Pulso Carotideo:

En primeros auxilios se toma este pulso porque es el de más fácil localización y por ser el que pulsa con más intensidad.
La arteria carotidea se encuentra en el cuello al lado la tráquea para localizarlo haga lo siguiente:

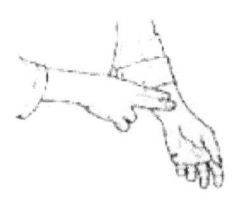

  ⓒ Localice la manzana de adán.

  ⓒ Deslice sus dedos hacia el lado de la tráquea.

  ⓒ Presione ligeramente para sentir el pulso.

  ⓒ Cuente el pulso por minuto.

Manera de tomar el Pulso Radial:

Este pulso es de mayor acceso, pero a veces en caso de accidente se hace imperceptible:

  ⓒ Palpe la arteria radial, que está localzada en la muñeca, inmediatamente arriba en la base del dedo pulgar.

  ⓒ Coloque sus dedos (índice, medio y anular) haciendo ligera presión sobre la arteria.

  ⓒ Cuente el pulso en un minuto.

Manera de tomar el Pulso Braquial:

Pulso braquial, situado entre el bíceps y el trí-ceps, en el lado medial de la cavidad del codo, usado frecuentemente en lugar del pulso carótido en infantes (arteria braquial).Se denomina así el pulso que se toma directamente en la punta del corazón. Este tipo de pulso se toma en niños pequeños (bebés).

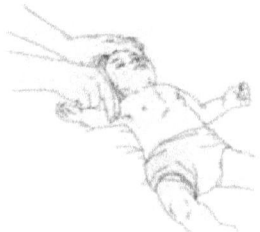

3. <u>Una vez tomado el pulso, debemos tener en cuenta.</u>

Una vez tomado el pulso, tenemos que tener en cuenta:

Frecuencia cardiaca:

es decir, el número de latidos por minuto.

- Normal: de 60 a 100 pulsaciones por minuto.

- Taquicardia: > 100 (el corazón trabaja demasiado deprisa).

- Bradicardia < 60 (el corazón trabaja demasiado lento).

Recuerda que las personas con un buen entrenamiento físico pueden presentar menos de sesenta pulsaciones por minuto, sin que esto signifique que su corazón está fallando.

El pulso normal varía de acuerdo a diferentes factores; siendo el más importante la edad. En niños de meses es mayor de 120 pulsaciones por minuto, mientras que en ancianos disminuye a 60 o menos pulsaciones por minuto.

Ritmo cardíaco.

- Rítmico o regular.

- No rítmico o irregular.

Amplitud.

- Normal.

- Débil.

⬚ Relleno capilar.

Es la capacidad del sistema circulatorio para restaurar el riego sanguíneo en una zona de nuestro cuerpo. Para ello presiona durante unos segundos sobre la uña de uno de los dedos de la víctima, deja de presionar y observa el tiempo que tarda en volver a recuperar su coloración.

Lo normal es que tarde menos de 2 a 3 segundos. Si el tiempo es superior, significa que hay una mala perfusión del organismo, por lo que podríamos sospechar de la existencia de una hemorragia.

D. COLORACIÓN DE LA PIEL.

Observa el color de la piel y mucosas del paciente y sospecha alguna de las siguientes patologías.

⬚ Con palidez:

- Hemorragia, shock.
- Lipotimia.
- Frío.
- Emoción, pánico.

⬚ Con enrojecimiento:

- Quemadura.
- Golpe de calor.
- Tensión arterial elevada.
- Intoxicación por monóxido de carbono.

⬚ Con cianosis:

- Insuficiencia respiratoria.
- Obstrucción de vías respiratorias.

⬚ Con ictericia:

- Alteración del hígado o vías biliares.

E. TEMPERATURA CORPORAL. *(Tercer signo vital).*

Grado de calor de un cuerpo viviente. Para su medición se utiliza un termómetro, que puede ser digital o de mercurio.

Podemos mediarla en estos sitios:

@ Temperatura oral.

@ Temperatura axilar: 0.5 ºC < oral.

@ Temperatura rectal: 0.5 ºC > oral.

En el resultado de la medición podemos tener:

@ En condiciones normales la temperatura corporal varía entre 36 y 37.5 ºC.

@ Hipertermia: > 37.5 ºC (de 37.5 a 38 ºC se llama febrícula y fiebre si superamos los 38 ºC).

@ Hipotermia < 35.4ºC.

F. EXPLORACIÓN DE LA CABEZA, CARA Y CUELLO.

Observa si existen:

@ Heridas y/o contusiones en el cuero cabelludo.

@ Áreas deprimibles o dolorosas en el cráneo.

@ Sangrado por nariz u oído.

@ Lesiones en los ojos o hematomas alrededor de los mismos.

@ Fractura nasal o maxilar.

Cuando explores el cuello hazlo con mucha suavidad, buscando si existen deformaciones y puntos dolorosos, si la tráquea está o no desviada o si las venas yugulares están dilatadas.

G. EXPLORACIÓN DEL TÓRAX.

En el tórax hay que buscar lesiones traumáticas, o dolor torácico a nivel de las costillas o el esternón. Observa la simetría del tórax durante la inspiración y espiración del paciente.

H. EXPLORACIÓN DEL ABDOMEN.

Busca si existen heridas, contusiones, dolor a la palpación, evisceración o signos de hemorragia interna.

I. EXPLORACIÓN DE LA PELVIS.

Para comprobar si existe una posible fractura de pelvis debes comprimir suavemente hacia abajo y hacia adentro.

J. EXPLORACIÓN DE LAS EXTREMIDADES.

Mira, tanto en brazos como en piernas, si existen hemorragias, heridas, contusiones, puntos dolorosos, deformaciones.

K. VALORACIÓN DE LOS ANTECEDENTES.

Si la víctima está consciente, procede a realizarle el siguiente interrogatorio:

- ¿qué ha ocurrido?

- ¿patologías previas?

- ¿última ingesta de alimentos (hora y tipo)?

- ¿alergias medicamentosas o de otro tipo?

- ¿medicación que toma actualmente?

Estos datos serán de gran valor para darle continuidad a la cadena de socorro. En la medida de lo posible, anótalos por escrito y comunícalos al personal sanitario cuando se hagan cargo del paciente.

TEMA 3: HEMORRAGIAS Y SHOCK.

1. CONCEPTO DE HEMORRAGIA Y CLASIFICACIÓN.

1.1. Concepto.

Salida de sangre como consecuencia de la rotura de un vaso sanguíneo.

1.2. Clasificación.

A. Según donde se vierte la sangre:

- Externas: la sangre se vierte al exterior de nuestro cuerpo, se ve.

- Internas: la sangre se vierte dentro del organismo, no se ve.

- Exteriorizadas: la sangre sale al exterior por orificios naturales (nariz, oído, boca, ano o genitales).

B. A su vez, las hemorragias pueden ser:

- ARTERIALES: producidas al romperse una arteria. La sangre es de color rojo vivo y sale a borbotones, coincidiendo con el latido cardíaco. Son las más peligrosas.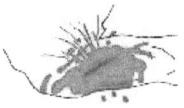

- VENOSAS: producidas al romperse una vena. La sangre es de color oscuro y sale de forma continua, como babeando.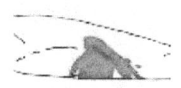

- CAPILARES: se observan multitud de puntitos sangrantes que al confluir forman la llamada hemorragia en sábana.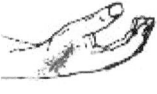

2. PAUTAS DE ACTUACIÓN ANTE HEMORRAGIA EXTERNA:

Valora la frecuencia respiratoria y cardiaca del herido.

Ten en cuenta que si su respiración y pulso son muy rápidos, la víctima ha podido perder una cantidad considerable de sangre.

⌨ Sienta o tumba a la víctima.

Nunca atiendas de pie a una persona que está sangrando. Es posible que sufra un desvanecimiento y golpearse al caer, con lo que agravaríamos aún más la situación.

⌨ Haz presión directa sobre la herida.

Si no tienes nada, con tus manos, aunque debes valorar la posibilidad de contagios si tu piel no está intacta. En cuanto dispongas de gasas o apósitos de tela, colócalos sobre la herida y sigue haciendo presión. Si los apósitos se empapan de sangre, no los retires y coloca apósitos limpios encima de los anteriores. Combina esta medida con la elevación de la extremidad (al colocar el brazo o la pierna a un nivel más alto que el corazón, por acción de la gravedad, se reduce la presión de sangre sobre la zona afectada). No realices esta medida si tienes sospechas de fractura en la extremidad.

⌨ Con ello continuarás manteniendo la presión y te permitirá atender otros traumatismos que presente la víctima o atender a otras víctimas.

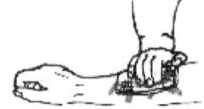

⌨ Presiona sobre la arteria principal de la extremidad.

Si las medidas que has aplicado anteriormente no han conseguido detener la hemorragia, haz presión con tus dedos para tratar de aplastar la arteria principal contra la dureza del hueso, interrumpiendo así el riego sanguíneo.

⌨ En miembros superiores se presiona la arteria humeral, aproximadamente en la mitad de la cara interna del brazo, debajo de la hendidura del músculo bíceps.

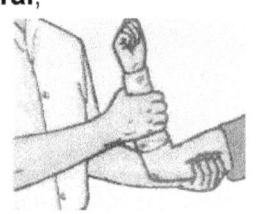

⌨ En miembros inferiores se presiona la arteria femoral, comprimiendo con la palma, borde de la mano o puño; la compresión se realiza en la parte media del pliegue de la ingle.

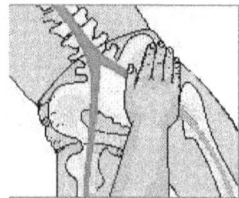

Torniquete.

Las medidas anteriores suelen ser suficientes para detener una hemorragia. Por tanto, el torniquete lo utilizaremos como último recurso, debido al riesgo posterior que corre la extremidad de sufrir gangrena, parálisis por lesión nerviosa o lesiones en órganos producidas por las endotoxinas liberadas. Ahora bien, el torniquete es aconsejable en caso de amputación traumática o aplastamiento prolongado de una extremidad. Si tu víctima tiene el brazo o la pierna aprisionada

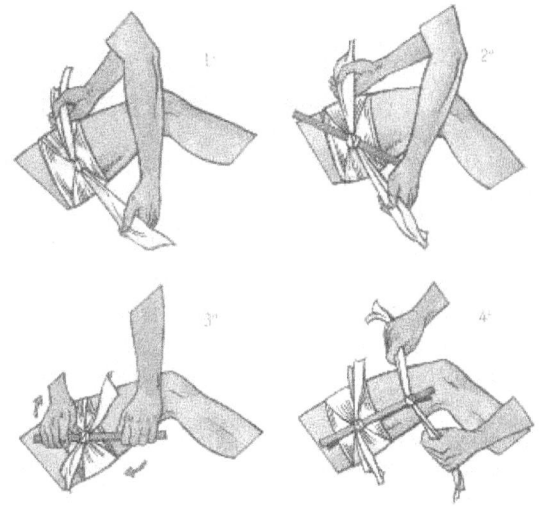

por un objeto y lleva más de una hora y media con la extremidad aprisionada, antes de retirar el objeto debes colocar previamente un torniquete.

Para aplicarlo, debes utilizar una tela ancha de unos 5 a 8 centímetros de anchura.

No improvises nunca con objetos finos o cortantes (alambres, cordeles, etc.). Es imprescindible colocar una nota a la víctima indicando la hora y dónde ha sido colocado el torniquete y recuerda que, una vez aplicado, un socorrista nunca debe aflojar un torniquete

3. PAUTAS DE ACTUACIÓN ANTE HEMORRAGIA EXTERIORIZADA:

3.1. Según donde se vierte la sangre:

A. Epistaxis.

Se trata de la salida de sangre por la nariz. El origen de estas hemorragias es diverso, pudiendo deberse a golpes, toqueteos, procesos gripales, hipertensión arterial.

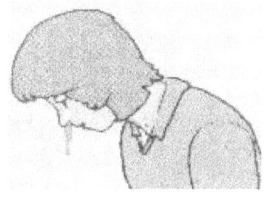

Actuación:

@ Inclinar la cabeza hacia adelante.

@ Realizar presión directa sobre el orifício sangrante sobre tabique nasal con los dedos índice y pulgar durante 5 a 10 minutos.

- @ También se puede realizar un taponamiento con una gasa empapada en agua oxigenada

- @ Si sospechas de fractura de base de cráneo, no detengas nunca esta hemorragia.

B. Otorragia.

Es la salida de sangre por el oído. Habitualmente suelen ser banales y no revisten gravedad. Sin embargo, cuando la pérdida de sangre es abundante y previamente ha existido un traumatismo en la cabeza, el origen suele ser una fractura de la base del cráneo.

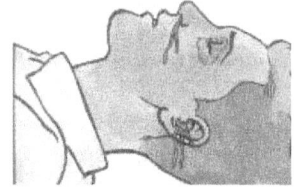

Actuación:

- @ Esta hemorragia nunca debe detenerse, ya que de hacerlo aumentarías la presión intracraneal. Por tanto, limítate a colocar apósitos y al accidentando en posición lateral de seguridad sobre el oído sangrante.

C. Hemoptisis.

Expectoración de sangre procedente de las vías respiratorias. Entre las causas más comunes que provocan esta hemorragia están: tumores, bronquitis, neumonía, tuberculosis, cuerpos extraños o traumatismos.

La víctima suele toser y expectorar. La sangre del esputo es de un color rojo intenso y espumosa. Restos alimenticios ausentes.

Actuación:

- @ Reposo absoluto con estricta prohibición de hablar.

- @ Coloca a la víctima en posición de semisentado.

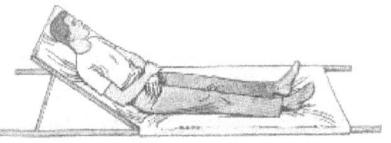

- @ Aplica bolsa de hielo sobre región lesionada.

D. Hematemesis.

Hemorragia procedente del aparato digestivo. Sus causas más habituales: úlcera gástrica o duodenal, varices esofágicas, gastritis o tumores.

Actuación:

- Reposo absoluto.

- Dieta Absoluta.
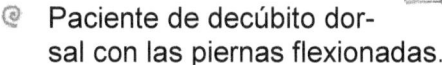

- Paciente de decúbito dorsal con las piernas flexionadas.

- Aplica frío local sobre el abdomen.

E. Metrorragia.

Son hemorragias uterinas fuera del período menstrual.
En caso de que la mujer esté embarazada puede significar un aborto o un embarazo ectópico, abrupción de placenta o placenta previa.

Actuación:

- Coloca apósitos sobre la vagina sin introducir nada en ella.

- Traslada a un centro sanitario con rapidez, colocando a la mujer en decúbito lateral izquierdo.

4. PAUTAS DE ACTUACIÓN ANTE HEMORRAGIA INTERNA.

En este tipo de hemorragias la sangre no sale al exterior del organismo y no tenemos posibilidad de verla, ya que se acumula debajo de la piel o en alguna cavidad orgánica.

Pueden estar originadas:

- Traumatismos o golpes violentos.

- Heridas causadas por proyectiles de armas de fuego o armas blancas.

  Más raras, pero también posibles, hemorragias espontáneas, sin mediar causa aparente.

- Fracturas.

Al ser difíciles de detectar, nuestra actuación irá encaminada a sospechar su existencia, por lo que vigilaremos la aparición de signos y síntomas de shock (insuficiencia circulatoria aguda con disminución del volumen de sangre que llega a las células y tejidos periféricos).

Actuación:

- Exploración primaria: Asegurar la permeabilidad de la vía aérea, valorar la respiración y circulación.

- Prevenir y tratar el shock hemorrágico: Cubrir al paciente y elevarle las piernas sino hay lesión en ellas.

- No dar de beber ni de comer.

- En caso de fractura cerrada, la inmovilizaremos, para prevenir que puedan lesionarse los vasos sanguíneos y provocar una hemorragia interna.

- Traslado urgente a un centro sanitario en posición antishock y vigilando constantes vitales.

5. EL SHOCK.

Se produce cuando el sistema cardiovascular no puede proporcionar una adecuada perfusión a los órganos vitales. Esto puede ser motivado porque el corazón no sea capaz de bombear adecuadamente porque no haya suficiente sangre o por alteraciones en el sistema de conducción de la sangre. En cualquiera de estas situaciones el cerebro, corazón, pulmones o riñones se dañan rápidamente por una hipoperfusión y este fallo produce la muerte.

La clave en la correcta actuación está en reconocer rápidamente los signos y síntomas y en proveer una asistencia médica lo más rápida posible.

Signos y síntomas de shock:

- Piel pálida, fría y sudorosa.

- Sudor frío y pegajoso.

- Pulso rápido y débil.

- Respiración rápida y superficial.

- Relleno capilar lento.

- Labios cianóticos.

- Sed persistente.

- Hipotensión.

@ Alteración de la conciencia: intranquilidad, ansiedad, agitación, estado confusional, coma.

@ Mal aspecto general de la víctima.

Primeros auxilios en el shock:

@ Cubrir al paciente y elevarle las piernas 45 grados.

@ Afloja cualquier prenda que dificulte su respiración o circulación.

@ Nada de comer ni de beber.

@ No coloques nunca en esta posición a una víctima que presente traumatismo craneoencefálico, dificultad respiratoria o heridas perforantes en tórax.

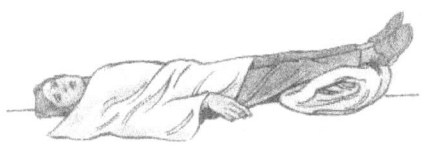

TEMA 4: HERIDAS Y CONTUSIONES.

1. HERIDAS.

1.1. Concepto.

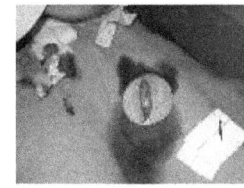

Lesiones que producen pérdida de la solución de continuidad de la piel o mucosas por un traumatismo.

1.2. Clasificación.

A. Heridas incisas.

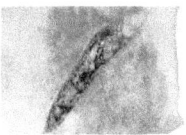 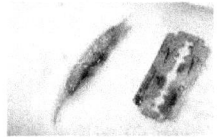

Son producidas por agentes cortantes (cuchillo, cristal, bisturí, etc.). En ellas predomina la longitud sobre la extensión o profundidad.

Suelen presentar los bordes muy limpios y son heridas muy sangrantes.

B. Heridas contusas.

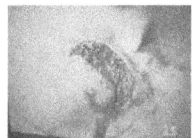

Producidas en su mayoría por un impacto o por la acción de objetos que tienen la superficie roma o redondeada (palo, piedra, puñetazo). Se caracterizan por presentar bordes frecuentemente aplastados, apareciendo frecuentes colgajos de piel; por ello, deben ser siempre bien exploradas en busca de posibles cuerpos extraños, para evitar el peligro de infección. Suele predominar la extensión y sangran menos que las incisas.

C. Heridas punzantes.

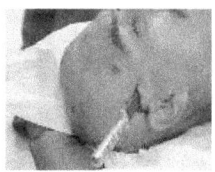

Producidas por la acción de objetos alargados y puntiagudos (agujas, clavos, navajas, etc.). En ellas suele predominar la profundad sobre la superficie o extensión. Presentan un mayor riesgo de infección y pueden sangrar más en profundidad que exteriormente.

D. Heridas en colgajo.

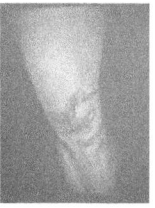

Presentan un fragmento de piel unido al resto, a través de un pedículo. Son típicas de la rodilla y de los codos, donde la piel es muy flexible.

E. Heridas por desgarro o arrancamiento.

Suelen estar producidas por mecanismos de tracción violenta como atropellos, poleas, máquinas industriales, etc. Se caracterizan por presentar una gran irregularidad, separación y despegamiento de sus bordes.

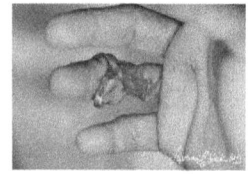

F. Heridas con pérdida de sustancia.

Son aquellas en las que se desprenden trozos de los tejidos afectados, separándose del cuerpo.

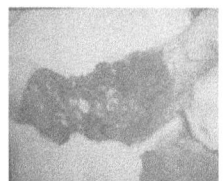

1.3. Consecuencias:

@ Riesgo de infección. Al desaparecer la función protectora que ejerce nuestra piel, existe la posibilidad de entrada de microorganismos al interior de nuestro cuerpo.

@ Lesiones en los tejidos u órganos adyacentes como músculos, nervios, vasos sanguíneos, etc.

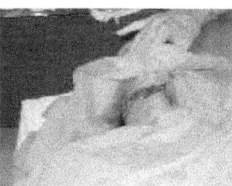

1.4. Factores de gravedad.

@ Profundidad.
@ Extensión.
Localización (se consideran más graves las heridas en manos, orificios naturales, tórax, abdomen o articulaciones).
@ Heridas sucias y/o con cuerpos extraños.
@ Hemorragia.
@ Signos evidentes de infección: calor local, enrojecimiento de la zona, dolor e inflamación. Si la infección progresa, puede aparecer pus y fiebre.

1.5. Primeros auxilios.

A. Actuación ante heridas simples.

@ Lavado de manos y cualquier material que vayamos a utilizar.

@ Limpieza de la herida a chorro con agua y jabón, o bien con suero fisiológico. Utiliza gasas estériles que no dejen hilos. No utilices algodón, ya que deja restos sobre la herida que pueden dificultar su posterior cicatrización. La limpieza de la herida debe realizarse siempre desde el centro hacia la periferia.

@ Recorta los restos de tejido necrótico o desvitalizado.

@ No extraigas cuerpos extraños que estén clavados. Limítate a inmovilizarlos.

@ Irriga la herida con agua oxigenada. Es un buen hemostático y ayuda a destruir anaerobios.

@ Pincela la herida con un antiséptico. De preferencia, povidona yodada, salvo que se trata de mujeres embarazadas, en período de lactancia o niños pequeños en los que se reco-mienda la utilización de clorhexidina. Tampoco está recomendada la aplicación de antisépticos que contenga mercurio, por ser tóxico. El alco- 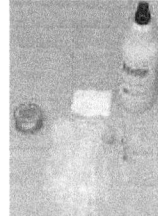 hol tampoco está recomendado por quemar y deshidratar los tejidos. Lo utilizaremos para desinfección de manos y del ma-terial que vayamos a utilizar.

@ Cubre la herida con apósitos estériles y fija dichos apósitos con una venda o pañuelo triangular.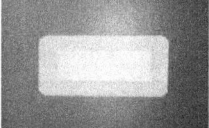

@ Reposo de la zona afectada.

@ Pregunta al paciente acerca de su estado de inmunización tetánica.

@ No apliques nunca pomadas o polvos que contenga antibióticos, por el peligro de posibles reacciones alérgicas.

B. Actuación ante heridas especiales.

Heridas perforantes en tórax.

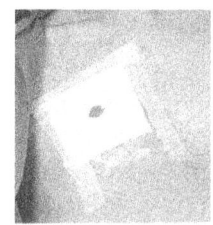

Las heridas penetrantes en el tórax lesionan el pulmón y la pleura, provocando una grave dificultad respiratoria, al acumularse aire en la cavidad pleural, lo que provoca el colapso del pulmón. Tu actuación irá encaminada a realizar un taponamiento semioclusivo, consistente en colocar sobre la herida un apósito cubierto con plástico o papel de aluminio, dejando un lateral sin sellar con esparadrapo. Coloca a la víctima en posición de semisentado so-bre el pulmón dañado y no des nada de comer ni beber.

◌ Heridas perforantes en abdomen.

Cuando se produce la salida de asas intestinales, debes limitarte a cubrir la zona con un apósito amplio, estéril y humedecido. No reintroduzcas el contenido intestinal. No des nada de comer ni beber a la víctima y colócala tumbada con las piernas flexionadas.

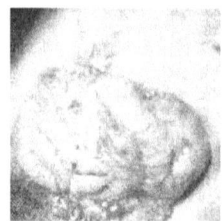

2. CONTUSIONES

2.1. Concepto.
Lesiones producidas por el impacto de un objeto contra el cuerpo, sin producir la rotura de la piel.

2.2. Clasificación.

A. Contusiones mínimas.

Producidas por el efecto de un pequeño golpe (bofetada, azote). Aparece un enrojecimiento de la zona afectada. No requieren tratamiento y desaparecen en un corto espacio de tiempo. No obstante, se pueden aplicar compresas frías sobre la zona afectada.

B. Contusiones de primer grado.

Si el golpe es mayor, se rompen algunos capilares sanguíneos, produciendo una minúscula pérdida de sangre. Las diferenciamos por la aparición de la llamada equimosis o cardenal. El cardenal suele tardar varios días en desaparecer.

C. Contusiones de segundo grado:

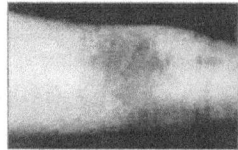

El golpe recibido aún es mayor que en el caso anterior, por lo que se lesionan vasos sanguíneos de mayor calibre. La sangre extravasada produce un relieve que conocemos con el nombre de **hematoma o chichón**.

D. Contusiones de tercer grado.

Producidas por un aplastamiento intenso de partas blandas (grasa, músculos). Aunque la piel permanece intacta, está sumamente frágil. Con el transcurso de las horas los tejidos quedan impregnados de sangre y aparece una coloración morada que puede derivar a negro.

2.3. Consecuencias.

@ Desgarros musculares, roturas viscerales, hemorragias internas, fracturas, etc.

@ A diferencia de las heridas, no existe riesgo de infección.

2.4. Primeros auxilios.

@ Aplica compresas frías sobre la zona afectada.

@ Debes mantener en reposo la zona afectada y si la contusión se produce en una extremidad procede a su elevación e inmovilización.

@ No presiones, pinches o revientes los hematomas.

@ Si ves que la piel está muy frágil, aplica un antiséptico.

@ Traslada a un centro sanitario para el tratamiento definitivo.

TEMA 5: QUEMADURAS Y CONGELACIONES

1. QUEMADURAS

1.1. Concepto

Lesión producida por el calor en cualquiera de sus formas (líquidos calientes, llama, sustancias químicas, electricidad, energía radiante o rozamiento).

1.2. Clasificación.

A. Según la profundidad.

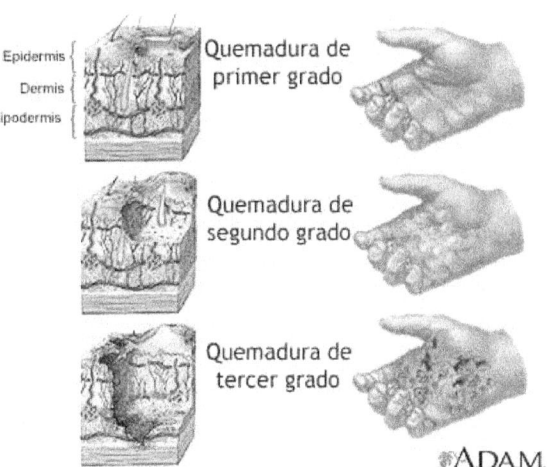

1. De primer grado:

Afectan a la epidermis, capa más superficial de la piel. Se caracterizan por la aparición de eritema o enrojecimiento de la piel. Son dolorosas y cicatrizan en unos días con el desprendimiento de escamas.

2. De segundo grado:

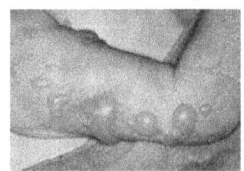

Afectan a la epidermis y a la dermis. Se caracterizan por la aparición de ampollas o flictenas. Son dolorosas y cicatrizan entre 10 y 21 días. A veces dejan como secuela una ligera despigmentación de la piel.

3. De tercer grado:

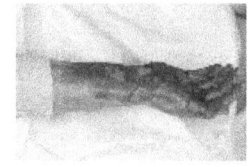

Afectan a todo el grosor de la piel (epidermis, dermis e hipodermis). Aparecen escaras o costras negras. No son dolorosas ya que se destruyen las terminaciones nerviosas. Tardan semanas o meses en cicatrizar y suelen requerir de injertos de piel.

B. Según su extensión:

Para valorar la extensión de una quemadura de una forma rápida y precisa, la superficie corporal se expresa en porcentajes que calculamos mediante la regla de los "9" o de Wallace:

- Cabeza y cuello...9%
- Miembro superior derecho................................. 9%
- Miembro superior izquierdo............................... 9%
- Cara anterior (tórax y abdomen)..........................18%
- Cara posterior (espalda y lumbar)........................18%
- Miembro inferior derecho...................................18%
- Miembro inferior izquierdo..................................18%
- Genitales...1%

Esta regla es válida únicamente en a-
dultos, pues en los niños las proporciones corporales varían.

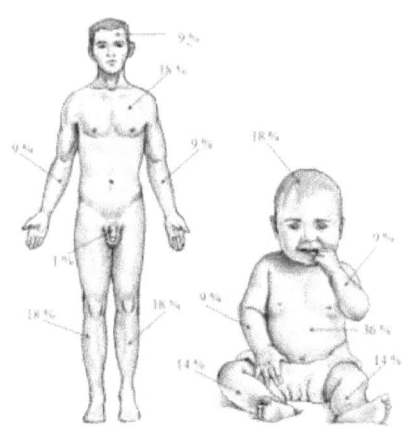

Para valorar la superficie corporal
afectada, no se computan las quemaduras de
primer grado, en el caso de que existan grados distintos de profundidad.

Un segmento de un miembro o del
tronco, no debe confundirse con la totalidad de
cada uno de ellos (la cara no es la cabeza
entera). A título orientativo, la palma de la mano del herido representa el 1% de su superficie corporal.

1.3.   Valoración de la gravedad de una quemadura

Son quemaduras graves:

@ Todas las de tercer grado, independientemente de su extensión.

@ Las de segundo grado, cuando la superficie del cuerpo
afectada supera el 10% en adultos o el 5% en niños y ancianos.

@ Las de primer grado que afectan a más del 50-60% de la superficie corporal.

@ Las que se localizan en zonas del organismo como pliegues
(debido a la dificultad de su cicatrización).

@ Quemaduras de localización especial: cráneo, cara, cuello,
axilas, mano, área genital, etc.

@ Todas las lesiones por inhalación.

- @ Quemaduras alrededor de la boca.

- @ Todas las quemaduras eléctricas.

- @ Todas las quemaduras con lesiones asociadas.

1.4. Complicaciones.

Nos interesan principalmente:

- @ Infección: Toda quemadura debe considerarse infectada por gérmenes procedentes de la propia flora bacteriana del individuo y por las técnicas realizadas.

- @ Shock hipovolémico plasmorrágico: como consecuencia de la extravasación del plasma de los capilares.

- @ A largo plazo, la cicatrización anómala de la zona lesionada

1.5. Primeros auxilios.

- @ Si la persona está ardiendo, impide que corra. Apaga las llamas con una manta o hazla rodar por el suelo.

- @ Realiza una valoración primaria y busca signos de inhalación de humos (quemaduras en la cara, nariz y mucosas chamuscadas, esputos negros, etc.).

- @ Enfría de inmediato la quemadura, poniéndola bajo un chorro de agua fría.

- @ Retira relojes, anillos, pulseras, para evitar que se estrangule la zona a consecuencia del edema que se producirá.

- @ Retira la ropa quemada, salvo la que esté adherida a la piel.

- @ No pinches nunca las ampollas, ya que aumentarías el riesgo de infección.

- @ No apliques pomadas, pasta de dientes o cualquier tipo de ungüentos, ya que sólo producen sensación de alivio momentáneo y enmascaran los síntomas.

- @ Cubre la zona quemada con apósitos estériles no adherentes, o en su defecto con apósitos de tela muy limpios (una sábana recién planchada) y fija con un vendaje o pañuelo triangular. No vendes superficies quemadas juntas (por ejemplo los dedos), pueden quedar pegados al cicatrizar.

@ Si la quemadura es extensa y el paciente está consciente, para evitar la aparición de shock, es recomendable el aporte de líquidos (diluye en 1 L de agua, 3 g de bicarbonato sódico y 1.5 g de sal, solución haldane).

@ Si la quemadura ha sido en la cara, vigila las vías respiratorias del paciente y colócalo en posición de semisentado.

@ Si la quemadura se ha producido por alguna sustancia química corrosiva, retira de inmediato la ropa y el calzado e inicia de inmediato el lavado con agua abundante. Trata después como cualquier quemadura.

@ Si la quemadura ha sido producida por la corriente eléctrica, no toques a la víctima hasta que no hayas desconectado por completo la corriente, o aísla a la víctima de la corriente con palos y cuerdas. Comprueba de inmediato constantes vitales y actúa conforme a esa valoración. Es posible que te encuentres otras lesiones como fracturas o heridas secundarias a la caída o al lanzamiento de la víctima por acción de la descarga. Cubre orificio de entrada y salida de la corriente.

2. CONGELACIONES

2.1. Concepto.

Lesiones producidas por el frío. Suelen verse más afectadas las zonas más distales de nuestro cuerpo, por ser las más expuesta y menos protegidas. Para producirse una congelación no sólo es preciso una baja temperatura que nos rodee, sino que existen una serie de factores que predisponen como son: humedad, viento, cambio brusco de temperatura, estado de ánimo, hambre, isquemia o falta de riego sanguíneo, tabaco y alcohol, falta de ejercicio muscular, edades extremas o contacto con superficies metálicas

2.2. Clasificación.

A. De primer grado.

Afectan a la epidermis. Se caracterizan por la aparición de un enrojecimiento o amoratamiento de la zona. Son dolorosas y se tiene la sensación de entumecimiento y múltiples pinchazos. P.ej.: más típico es el sabañón.

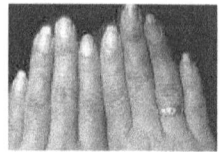

B. De segundo grado:

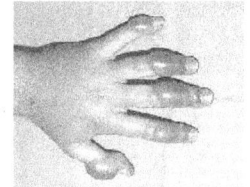

Afectan a epidermis y dermis. Aparecen ampollas o flictenas, con un líquido en su interior que es plasma sanguíneo más glóbulos rojos, de ahí que presenten una coloración morada. Son dolorosas.

C. De tercer grado.

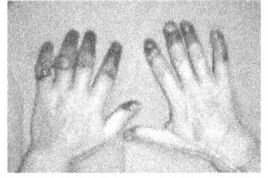

Afectan a todo el grosor de la piel. Se produce la muerte o necrosis de los tejidos, apareciendo una zona negra bien delimitada de la piel sana. No son dolorosas.

2.3. Primeros auxilios.

- Traslada a la víctima a un lugar cerrado, seco y caliente.

- Cambia la ropa mojada por seca.

- Si la víctima está consciente, hazle beber líquidos calientes azucarados a pequeños sorbos. No des nunca bebidas alcohólicas, ya que producen vasodilatación periférica y aumentan la pérdida de calor.

- Recubre las ampollas con apósitos secos y nunca las rompas.

- No frotes con hielo o agua helada la zona lesionada.

- Puedes recalentar aplicando suave presión sobre el área, sin frotar la zona. No apliques calor intenso. El recalentamiento debe ser siempre gradual. Puedes recurrir a sumergir las partes afectadas en agua cuya temperatura irás aumentando hasta que alcance unos 40ºC. Aconseja al paciente que mueva los dedos durante el baño.

- No utilices para el recalentamiento estufas, chimeneas o calefactores, aunque debes encenderlas para caldear la habitación.

- Es fundamental el reposo y la elevación de la zona afectada para prevenir el edema.

- Traslada a un centro sanitario en cuanto te sea posible.

TEMA 6: TRAUMATISMO DEL APARATO LOCOMOTOR.

1. ESGUINCE.

1.1. Concepto.
Separación momentánea de dos superficies articulares.

1.2. Signos y síntomas.

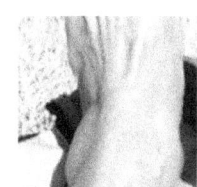

- @ Dolor.
- @ Inflamación de la zona.
- @ Impotencia funcional.
- @ Enrojecimiento.
- @ Aumento de temperatura local.

1.3. Actuación.

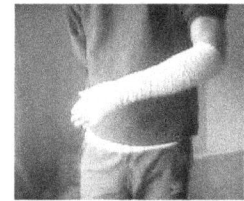

- @ Reposo.
- @ Eleva la zona afectada.
- @ Aplica frío local.
- @ Inmoviliza.

2. LUXACIÓN.

2.1. Concepto:

Separación permanente de dos superficies articulares.

2.2. Signos y síntomas:

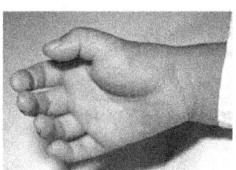

- @ Dolor.
- @ Inflamación.
- @ Deformidad.
- @ Impotencia funcional.

2.3. Actuación.

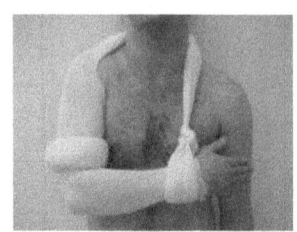

- @ Inmoviliza tal y como te encuentres la articulación.

- @ No reduzcas nunca una luxación.

- @ No des nada de comer ni beber a la víctima.

- @ Vigila pulsos periféricos.

- @ Traslada a un centro sanitario.

3. FRACTURA.

3.1. Concepto.

Pérdida parcial o completa de la continuidad de un hueso.

3.2. Clasificación.

A. Fractura cerrada:

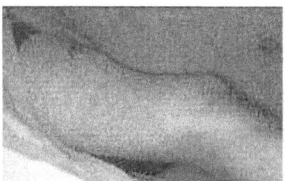

Se rompe un hueso, pero la piel que lo recubre permanece intacta. No hay herida.

B. Fractura abierta:

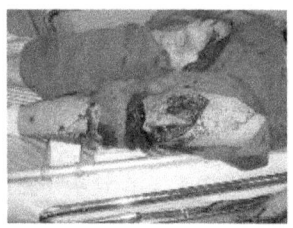

Se rompe la piel que recubre al hueso, poniendo en comunicación el hueso con el exterior. Conlleva riesgos adicionales de hemorragia y de infección.

3.3. Signos y síntomas:

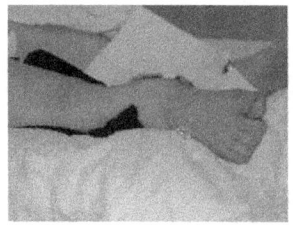

- @ Dolor.

- @ Inflamación y amoratamiento.

- @ Deformidad.

- @ Impotencia funcional.

- @ Crepitación.

3.4. Actuación:

- © No muevas al herido si no es absolutamente necesario.

- © Una movilización apresurada puede agravar su estado.

- © Retira de inmediato relojes, anillos o pulseras.

- © No reduzcas la fractura.

- © Inmoviliza el foco de la fractura incluyendo las articulaciones adyacentes con férulas rígidas.

- © Si la fractura es abierta, controla la hemorragia y cubre la herida con apósitos estériles antes de proceder a su inmovilización.

- © Controla pulsos periféricos, coloración y temperatura de la piel.

- © Traslada a un centro sanitario para tratamiento definitivo.

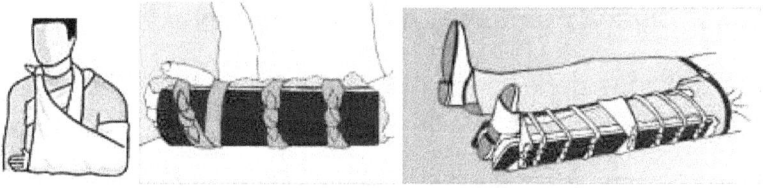

4. TRAUMATISMOS DE LA COLUMNA VERTEBRAL.

Las lesiones más frecuentes suelen ser los esguinces, las luxaciones, las fracturas y la asociación de estas dos últimas.

Algunas partes de la columna vertebral son más susceptibles que otras de sufrir lesiones. Debido a que en cierta forma, se encuentran reforzados por las costillas que se articulan con ellos, los segmentos de la región torácica generalmente no sufren daño, excepto en traumatismos muy vio-lentos. Lo mismo puede decirse del sacro.

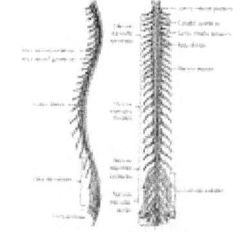

Por el contrario, las regiones cervical y lumbar están muy expuestas a las lesiones, porque no tienen el apoyo de otras estructuras óseas. Generalmente, la región cervical se lesiona en accidentes que provocan "latigazo"; la región lumbar suele lastimarse cuando una persona intenta levantar una carga pesada y para ello emplea una técnica inapropiada.

La importancia de las lesiones en la columna vertebral resulta de su afección inmediata de la médula espinal, por comprensión o sección, (total o parcial). Cuando una exagerada inclinación o movimiento oscilatorio brusco fuerzan la columna vertebral, existe la posibilidad de que la vértebra lastimada se desplacen fragmentos óseos o las propias vértebras, que, al apoyarse en el canal, compriman más o inclusive llegan a seccionar la médula.

4.1.   Mecanismos de producción.

Sospecharemos que puede haber lesión craneal o de la columna vertebral cuando encontremos a un paciente que ha sufrido o presenta:

@ Caída desde una altura mayor a su estatura.

@ Cualquier accidente en una zambullida.

@ Lesiones causadas por golpes en la cabeza o el tronco.

@ Accidentes de automóvil o motocicleta.

@ Rotura de casco, ya sea deportivo, industrial o de conducción.

4.2.   Signos y síntomas de lesión vertebral.

Los síntomas de lesión vertebral más características en la mayoría de las lesiones que afectan a la columna vertebral son:

@ Dolor localizado en el lugar de la lesión. En ocasiones, se irradia siguiendo el trayecto del nervio afectado. La sensibilidad al dolor está aumentada o muy disminuida.

@ Rigidez o contractura muscular en la zona lesionada.

@ Deformidad: es difícil de apreciar (fijarse en la apófisis espinosa de las vértebras).

En el caso de un paciente inconsciente que haya sufrido un traumatismo por encima del nivel de las clavículas, deberá ser tratado como si tuviera la columna cervical lesionada (como medida preventiva).

4.3. Signos y síntomas de una lesión en la médula espinal

Como guía general para sospechar lesiones craneales o de columna valoraremos los siguientes signos y síntomas:

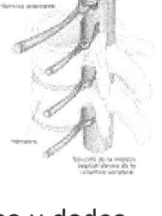

@ Cambios en el estado de consciencia.

@ Dolor importante en cabeza, cuello y espalda.

@ Hormigueo o perdida de sensibilidad en las manos y dedos.

@ Pérdida total o parcial del movimiento en cualquier parte del cuerpo.

@ Chichones o deformidades en cabeza y/o columna vertebral.

@ Hemorragia o salida de líquido cefalorraquídeo por oído o nariz.

@ Hemorragia externa severa en cabeza, cuello o espalda.

@ Convulsiones.

@ Respiración o vista disminuidas como consecuencia del traumatismo.

@ Nauseas y vómitos.

@ Pérdida de equilibrio.

@ Hematomas alrededor de las orejas y ojos.

En general, el diagnóstico de inexistencia de lesión medular aguda a nivel extrahospitalario, será únicamente de presunción, y lo único que la descartará con certeza será exploración radiológica.

Consideramos con posible LMA:

@ Traumatismo de la cara y todo trauma por encima de las clavículas.

@ Todos los heridos precipitados, incluso desde poca altura.

@ Todos los ocupantes de vehículos que necesiten desincarceración.

@ Todos los pacientes traumatizados inconscientes.

4.4. Actuación

@ Ante la sospecha de la lesión craneal o de la columna vertebral, habrá que solicitar inmediatamente una ambulancia.

@ Si la víctima está consciente, le pediremos que no se mueva.
Muchas lesiones son producidas por los propios accidentados.

@ Garantizar la permeabilidad de las vías aéreas, la respiración
y el pulso.

@ Tracción contínua en posición neutra (mirada hacia el frente)
que no se deberá retirar aunque se ponga el collarín cervical
para evitar movimientos de lateralidad. Si sentimos resistencia por parte de la víctima para colocarla en esta posición, o
si se queja de dolor, no continuar.

@ La tracción se debe hacer porque, a veces, hay lesión
medular originada por falta de riego sanguíneo y por la propia
compresión de las arterias espinales; esta tracción deja más
espacio en el canal vertebral para que no haya compromiso
de la vascularización y la inflamación medular pueda producirse sin que ésta se estrangule y dañe.

@ Esta actuación tiene las siguientes excepciones:

◈ Postura antiálgica (contracción del esternocleiodo-
mastoideo y del deltoides).

◈ Fractura del ahorcado (lesión del arco posterior de la
2ª vértebra cervical por extensión forzada y tracción).

@ El traslado de la víctima al hospital ha de ser extremada-
mente cuidadoso, observando una conducción sin maniobras
bruscas (aceleraciones, frenazos, vaivén en las curvas, etc.).
recuerde que si ha habido daño en la médula espinal, la piel
estará como anestesiada por debajo del nivel de la lesión,
con lo que el paciente no se quejará de movimientos que, en
condiciones normales le producirán dolor. Por otra parte, si
existe parálisis, la víctima no podrá colaborar en los movimientos, con lo que estará a merced de sus auxiliares.

@ Conviene saber que toda persona que haya perdido el
conocimiento transitoriamente después de haber sufrido un
traumatismo craneal, debe ser llevada a un centro sanitario

para ser reconocida, por muy insignificante que haya sido el tiempo de inconsciencia.

5. EL POLITRAUMATIZADO.

5.1. Concepto.

Entendemos por politraumatizado, al paciente que, a consecuencia de un traumatismo, presenta lesiones en más de un órgano, aparato o sistema, que le pueden suponer un riesgo vital, ya que el politraumatismo no es la suma de una serie de lesiones, sino la respuesta que se genera en el organismo ante esta agresión.

Este tipo de pacientes necesitan recibir asistencia especializada lo antes posible. Los accidentes de tráfico constituyen la principal situación en la que se producen los politraumatismos: víctimas despedidas, atrapadas o aplastadas entre sus hierros al quedar el habitáculo notablemente deformado, etc.

5.2. Actuación.

Es necesario efectuar de una manera rigurosa la evaluación inicial de la víctima (exploración primaria y secundaria), al objeto de:

@ Determinar el alcance de las lesiones.

@ Establecer las prioridades de actuación.

@ Adoptar las medidas necesarias en cada caso.

@ Asegurar el adecuado traslado de la víctima a un centro sanitario.

En consecuencia con los resultados obtenidos en la evaluación del paciente podemos establecer la siguiente priorización en el tratamiento de las lesiones que presenta la víctima:

@ Asegurar el mantenimiento de las constantes vitales: conciencia, respiración y circulación.

@ Controlar la hemorragia aguda y prevenir la aparición del shock.

@ Mantener el eje cabeza-cuello-tronco en un bloque único.

@ Inmovilizar las zonas lesionadas.

@ Tratar heridas y quemaduras.

@ Preparar el traslado.

@ Reevaluar periódicamente.

Nº Socorristas	VÍCTIMA DE ESPALDAS	
	consciente	inconsciente
1	Mantener la cabeza y el cuello en el eje del tronco	Colocar en PLS **PELIGROSO pero INDISPENSABLE**
2 3 ó más		Uno mantiene la cabeza y el cuello en el eje del cuerpo. PLS con dos, tres o más socorristas

Nº Socorristas	VÍCTIMA DE COSTADO
	Consciente o inconsciente
INDIFERENTE	Completar PLS Mantener la cabeza y el cuello alineados

Nº Socorristas	VÍCTIMA BOCA ABAJO	
	consciente	inconsciente
1	**NO TOCAR** Esperar llegada de personal médico	Si respira: **NO TOCAR**
2 ó más		PLS

TEMA 7: OTRAS SITUACIONES DE URGENCIA.

1. LIPOTIMIA.

Es una pérdida de conciencia breve, superficial y transitoria, debido a la disminución repentina del flujo sanguíneo que llega al cerebro. Entre las causas que la provocan: emociones intensas, visiones desagradables, calor exceso y ambientes cerrados, estar mucho tiempo de pie sin poder moverse, bajadas de tensión arterial, miedo, regímenes dietéticos estrictos, ejercicio físico excesivo.

1.1. Signos y síntomas.

- Sensación de mareo.

- Flojedad en las piernas.

- Sensaciones auditivas y sensoriales previas.

- Piel pálida, sudorosa y fría.

1.2. Actuación.

- Coloca a la víctima boca arriba y levántale las piernas e instálala, de ser posible, en un lugar con ambiente fresco o aireado.

- Afloja cualquier tipo de prenda que pudiera estar dificultando su respiración o circulación.

- Vigila la apertura de sus vías respiratorias.

- Evita las aglomeraciones a su alrededor.

- Explora a la víctima buscando posibles traumatismos por caída.

2. ATAQUE AL CORAZÓN.

Las enfermedades cardiovasculares están muy relacionadas con nuestros hábitos de vida. Su aparición depende, en gran parte, de nuestra alimentación, tabaquismo, obesidad, sedentarismo, hipertensión y estrés.

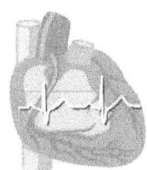

Ocurre cuando los vasos sanguíneos que nutren el corazón se contraen repentinamente por un estímulo nervioso, o resultan obturados por un coágulo sanguíneo o trombo.

Lo más común es la angina de pecho (falta momentánea de riego sanguíneo en el corazón) o el infarto agudo de miocardio (necrosis o muerte de un trozo del corazón, al quedar demasiado tiempo el miocardio sin recibir oxígeno).

2.1. Signos y síntomas.

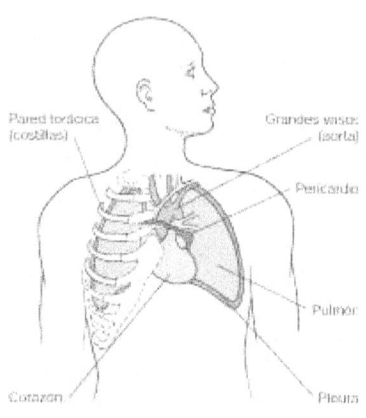

@ Dolor precordial que se origina detrás del esternón y que se extiende a cualquiera de las dos extremidades superiores, aunque generalmente se extiende al brazo izquierdo y que puede irradiarse hacia el hombro, codo, antebrazo, muñeca e incluso dedo meñique y también al cuello, mandíbulas y dientes. El dolor se describe como sensaciones que van desde un peso en el pecho hasta una zarpa que oprime directamente el corazón.

@ El ataque frecuentemente viene asociado con náuseas, vómitos, falta de aliento y dificultad respiratoria.

@ La piel puede estar fría, pálida y sudorosa.

@ Finalmente, inconsciencia, parada respiratoria o cardiorrespiratoria, en los casos muy graves.

2.2. Actuación.

@ Tranquilizar y mantener en reposo absoluto a la víctima.

@ Si existe dificultad respiratoria, colocarla en posición de semi-sentado.

@ Afloja cualquier prenda que oprima cuello o abdomen.

irradiamento del dolor durante un infarto

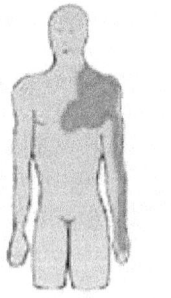
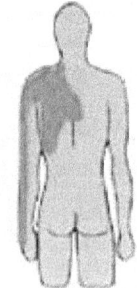

- @ Pregúntale si padece alguna enfermedad coronaria. En caso afirmativo, ayúdale a buscar y tomar la medicación específica.

- @ Activa de inmediato el servicio médico de emergencias.

3. CRISIS EPILÉPTICA.

3.1. Signos y síntomas.

Son contracciones enérgicas e involuntarias del sistema muscular, provocadas por descargas cerebrales, por irritación del cerebro.

La persona que va a sufrir un ataque epiléptico puede pasar por las siguientes fases:

- @ Sensaciones premonitorias: chasquido de dientes, contracción involuntaria de algún músculo, alucinaciones visuales, sensaciones ópticas, acústicas, olfatorias o gustativas extrañas.

- @ Grito, pérdida de conocimiento y caída al suelo.

- @ Contracción muscular intensa y generalizada.

- @ Sacudidas musculares breves, generalizadas, respiración ruidosa, hipersalivación, pérdida de orina, expulsión de espuma por la boca y existe riesgo de mordedura de la lengua.

- @ Período postconvulsivo, tras el cual el paciente se despierta progresivamente, confuso, desorientado y no suele recordar nada de lo ocurrido.

3.2. Actuación.

- @ No sujetar nunca a una persona que esté sufriendo un ataque epiléptico.

- @ Retira de inmediato los objetos que haya a su alrededor y que pueden provocarle algún daño.

- @ Coloca un objeto blando bajo su cabeza para evitar que se lesione.

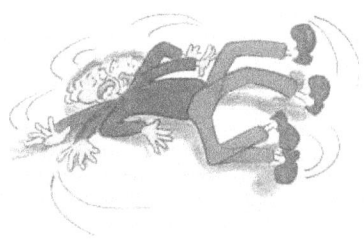

@ Coloca un objeto blando en la boca para evitar la mordedura de la lengua. No introduzcas bolígrafos u objetos que puedan romperse, o romperle los dientes al morderlos.

@ Afloja prendas.

@ Explora posibles lesiones por caída.

@ Coloca a la víctima en posición lateral de seguridad en la fase postconvulsiva.

Bibliografía

◈ Dossier Socorrista de Piscinas y uso del DESA.

◈ Socorrismo Acuático y Primeros Auxilios
Socorrismo Acuatico. Corduva 08.

◈ Socorrista en piscinas e instalaciónes acuáticas.
Asociación española de Técnicos en Salvamento Acuático y Socorrismo (AETSAS). 2006

◈ Signos vitales
http://es.wikipedia.org/wiki/Signos_vitales

◈ Cánula Orofaríngea (Guedel)
http://formacionenemergencias.blogspot.com.es/2012/04/canula-orofaringea-guedel.html

www.ingramcontent.com/pod-product-compliance
Lightning Source LLC
Chambersburg PA
CBHW080701190526
45169CB00006B/2201